# ÉTUDES

SUR LE

# CHOLÉRA ÉPIDÉMIQUE

## SA NATURE ET SON TRAITEMENT

PAR

**ALADANE DE LALIBARDE**

Docteur en Médecine

Médecin du Bureau de Secours du 11e Arrondissement; Membre de la Société Géologique de France; Membre correspondant des Sociétés des Sciences Médicales et Naturelles de Malines et de l'Union médicale de Munich; en 1841, Médaille d'argent de l'Académie de Médecine, et en 1849, Médaille d'honneur pour le Choléra.

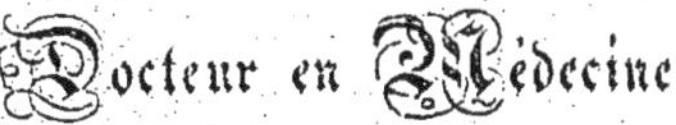

PARIS

CHEZ L'AUTEUR

RUE DU VIEUX-COLOMBIER, 31, PRÈS LA PLACE DE LA CROIX-ROUGE

JANVIER 1851

# ÉTUDES
# SUR LE CHOLÉRA
## ÉPIDÉMIQUE

PARIS IMPRIMERIE DE SIMONET-DELAGUETTE,
Rue Sainte-Croix-de-la-Bretonnerie, 48.

# ÉTUDES

SUR LE

# CHOLÉRA

## ÉPIDÉMIQUE.

## SA NATURE ET SON TRAITEMENT

PAR

**ALADANE DE LALIBARDE**

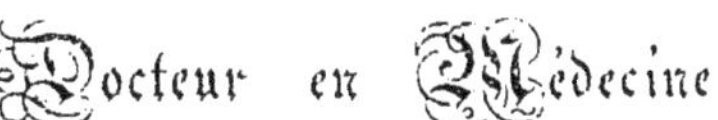


Membre de l'Académie royale de Médecine et de Chirurgie de Madrid; de la Société de Médecine et de Chirurgie pratiques de Montpellier; des Sociétés de Médecine de Lille, Metz, Tours, Dijon, Nîmes, Besançon, Mont-de-Marsan; de la Société impériale de Médecine de Vilna; de la Société des Médecins-légistes du grand-duché de Baden; des Sociétés de Médecine de Darmstadt, Anvers, Malines, Munich, Dresde; des Société des Sciences, Arts et Belles-Lettres de St-Quentin et de Meaux; de la Société royale d'Émulation d'Abbeville; Médaille d'honneur pour le Choléra, etc., etc...



Deuxième Édition.

PARIS.

CHEZ L'AUTEUR

RUE DU VIEUX-COLOMBIER, 31, PRÈS DE LA PLACE LA CROIX-ROUGE

1852

# ÉTUDES

# SUR LE CHOLÉRA

## ÉPIDÉMIQUE

PARIS. IMPRIMERIE DE SIMONET-DELAGUETTE,
Rue Sainte-Croix-de-la-Bretonnerie, 48.

# ÉTUDES

SUR LE

# CHOLÉRA

# ÉPIDÉMIQUE

## SA NATURE ET SON TRAITEMENT

PAR

**ALADANE DE LALIBARDE**

*Docteur en Médecine*

Médecin du Bureau de Secours du 11e Arrondissement; Membre de la Société Géologique de France; Membre correspondant des Sociétés des Sciences Médicales et Naturelles de Malines et de l'Union médicale de Munich; en 1841, Médaille d'argent de l'Académie de Médecine, et en 1849, Médaille d'honneur pour le Choléra.



PARIS

CHEZ L'AUTEUR

RUE DU VIEUX-COLOMBIER, 31, PRÈS LA PLACE DE LA CROIX-ROUGE

JANVIER 1851

1850

*A notre Très-Saint-Père le Pape*

**PIE IX.**

†

SAINT-PÈRE,

*Pénétré de cette conviction, que tout ce qui intéresse la science, les arts & l'humanité, est certain de trouver un appui en une âme aussi élevée que la vôtre, j'ai pris la respectueuse liberté de vous adresser la dédicace de ces travaux. Tout indignes qu'ils sont de votre Sainteté, j'ose néanmoins espérer qu'elle appréciera mes efforts pour être utile, en daignant les honorer d'un regard favorable.*

*Dans cette attente, je prie votre Sainteté de vouloir bien m'accorder sa bénédiction & de me croire, avec le plus profond respect,*

*Son très-humble & très-obéissant serviteur.*

**ALADANE de LALIBARDE.**

# Avant-Propos.

L'édifice des connaissances humaines s'élevant par le concours universel des intelligences, nous croyons qu'il est du devoir de tout homme qui a étudié et observé, de jeter dans le domaine public le fruit de ses études, de ses observations. Depuis longtemps nous exerçons, dans un des quartiers les plus populeux de la Capitale, notre profession dont nous nous honorons ; et pendant la dernière épidémie qui a décimé l'Europe, nous pourrions dire le monde, un grand nombre de cholériques confiés à nos soins nous ont mis à même de comparer les divers traitements qui furent préconisés. Il en est un que nous pouvons appeler héroïque et qui nous a rendu de signalés services.

Comme, malheureusement, nous ne sommes pas à l'abri d'un retour plus ou moins éloigné du choléra asiatique, et que 1849 n'est pas, c'est à craindre, la dernière année où les médecins auront à lutter contre ce terrible fléau, nous nous reprocherions de ne pas instruire nos confrères des résultats vraiment inespérés que nous avons obtenus dans la circonscription de notre clientèle. Notre première idée fut de nous borner à quelques observations recueillies à la hâte avec indication du traitement; mais, pour notre propre satisfaction, nous n'avons pas cru inutile d'y joindre quelques considérations générales sur l'historique du choléra, l'anatomie pathologique, les causes, le diagnostic, le pronostic et le traitement. Le lecteur lui-même ne sera pas fâché d'avoir sous la main un résumé complet de tout ce qui concerne cette importante question.

Il est bien clair que nous nous exposons à répéter purement et simplement ce qui aura été dit déjà dans d'autres publications traitant le même sujet; en cela, nous subissons le sort de tous ceux qui s'occupent de sciences. Il est impossible d'inventer pour le plaisir de publier du nouveau. Tels que les faits existent, on doit les prendre. La palme est à celui qui les expose avec une netteté plus grande, et qui donne le moins carrière aux caprices de son imagination.

Nous n'avons qu'un regret, c'est que le surcroît de besogne et l'excès de fatigue qui en est résulté, ne nous aient pas permis de lever des observations plus étendues, plus détaillées, surtout plus nombreuses.

L'essentiel à nos yeux est le moyen thérapeutique très-simple, dont chacun pourra vérifier l'efficacité constante. Il nous en est resté cette conviction que l'art n'est pas, à beaucoup près, frappé d'impuissance vis-à-vis d'une maladie qui jusqu'à présent a fait le désespoir des praticiens. Nous avons devers nous des résultats positifs:

Nous avons vu des malades qui avaient atteint le dernier degré de la période algide, ressusciter pour ainsi dire, réagir contre le miasme épidémique, reprendre leurs forces, entrer en pleine convalescence et revenir à la santé. Encouragé par la conscience du bien que nous avons fait et que d'autres pourront faire à l'aide du même moyen, sans plus de difficulté que nous-même, nous livrons aux méditations de nos confrères ce que nous devons à une heureuse inspiration dans le choix de notre thérapeutique.

Au moment de mettre sous presse, des nouvelles de plus en plus alarmantes sur une quatrième invasion du choléra, viennent malheureusement donner à ces études le mérite d'une opportunité bien regrettable. Voici un extrait de *l'Union médicale*, où l'on verra que la ville de Marseille compte déjà plusieurs victimes du fléau :

« Au moment où les nouvelles reçues de « Marseille ne laissent plus de doute sur la pré- « sence du choléra dans cette ville, et malgré « les quarantaines protectrices, qui n'ont pas « été levées, quoi qu'en disent certains organes « de la presse, il est digne de remarque que « nous apprenons la réapparition ou la recru- « descence de ce fléau sur plusieurs points de « l'Afrique et de l'Amérique.

« Les dernières nouvelles de Marseille por- « tent à 14 le nombre des décès par suite du « choléra, depuis le 24 juillet jusqu'au 22 août.

« En Europe, les nouvelles du Schleswig « portent que quelques cas de choléra ont été « constatés parmi les troupes de la garnison « danoise à Schleswig. De même dans le Bruns- « wick, où le choléra règne depuis le mois de « juin et aurait déjà emporté plus de huit cents « personnes. A Malte, l'épidémie semble s'é- « teindre sur certains points de l'île pour repa- « raître avec plus d'intensité dans d'autres.

« En Egypte, tout fait croire qu'avant peu « le choléra fera explosion sur une grande « échelle. Le 8 août, à Alexandrie, il y avait eu « huit décès cholériques. Au Caire, à la même « époque, le nombre des cas était de trente à « trente-cinq par jour. Quelques cas de choléra « ont paru à Suez parmi les personnes qui arri- « vaient du Caire.

« Dans l'île de Cuba, à la date des dernières « nouvelles, le 27 juillet, les craintes étaient « très-vives; le choléra s'étendait dans l'inté- « rieur, et portait ses ravages dans toutes les « directions; la race nègre paraissait surtout « frappée. On cite des endroits dans lesquels la « population noire a perdu vingt-cinq ou trente « pour cent, et d'autres où la mortalité n'a pas « été moindre de quarante ou cinquante pour « cent. Si l'épidémie continue à marcher de la « même manière qu'elle fait aujourd'hui, on « pense qu'elle enlèvera peut-être soixante-dix « ou quatre-vingt mille personnes. »

---

# ÉTUDES

# SUR LE CHOLÉRA ÉPIDÉMIQUE,

### SA NATURE ET SON TRAITEMENT.

## CHAPITRE PREMIER.

### REVUE HISTORIQUE.

Le choléra-morbus, choléra asiatique, dont nous donnerons la définition en étudiant sa nature, remonte à l'antiquité la plus haute. M. Jobard, de Bruxelles, fait dériver le nom sous lequel cette maladie meurtrière nous est connue, de deux mots hébreux : *choli-ra*, c'est-à-dire, *morbus malus*. Rien que cette étymologie, qui de toutes est la plus satisfaisante, dépose en faveur de l'ancienneté du choléra. En outre, il en est fait mention dans les manuscrits sanscrits et dans les livres de la Chine. Le docteur Taylor cite un ancien manuscrit sanscrit, où il a trouvé sous le nom de *medso-neidan*, la relation d'une épidémie désastreuse, en tout semblable au choléra. Des médecins chinois, contemporains d'Hippocrate et de Confutzé, ont décrit le choléra épidémique, qu'ils ont appelé *ho-luan* Dans les Indes-Orientales, on désigne le choléra épidémique et sporadique sous des noms divers qui signifient diarrhée et vomissement. Les arabes lui ont donné une dénomination encore plus énergique : *houwah*, l'ouragan.

Si nous ouvrons le livre des *Épidémies* d'Hippocrate, nous y trouvons cette observation qui prouve que de son temps on connaissait tout au moins le choléra sporadique.

« Eutychidès eût une affection cholérique qui « se termina en accidents tétaniques des jambes, « en même temps qu'il allait par le bas ; il vomit « pendant trois jours et trois nuits beaucoup de « bile foncée et très-rouge ; il était faible, avait « des nausées, ne pouvait rien garder, pas même « l'eau de grenade ; l'urine se supprima complè- « tement ainsi que l'évacuation alvine ; par le « vomissement, il rendit une lie molle qui s'é- « coula aussi par les voies intestinales. »

Quant aux époques plus rapprochées de nous, ce n'est qu'au XVII^e^ et au XVIII^e^ siècle que les observations relatives au choléra épidémique ont un caractère plus précis. Les plus dignes d'intérêt sont celles que nous avons trouvées dans le docteur Pechlin qui a décrit un choléra serosa, remarquable en ce que les déjections étaient séreuses, sans aucun mélange de bile. Si nous portons nos regards plus en arrière, nous voyons, en l'année 1564, Rivière observer et décrire une épidémie de choléra-morbus à Nîmes ; en l'an 1600, Zacutus Lusitanus, dans plusieurs parties de l'Europe ; en l'an 1670, Willis observe à Londres ce qu'il nomme : *Dysenteria aquosa epidemica ;* aux caractères qu'il en donne, on reconnaît immédiatement les symptômes cholériques. Enfin, dans l'Inde même, où le choléra sévissait le plus fréquemment d'une manière épidémique ou sporadique, plusieurs médecins, entre autres Bontius ont décrit cette maladie terrible. « La mort,

« dit Bontius, peut arriver en moins de six heu-
« res ; il y a un épuisement rapide de la chaleur,
« des forces et de toutes les sources de la vie. »

En 1761, le choléra a promené ses ravages en Westphalie, en Écosse et dans le nord de l'Angleterre. Jusqu'à cette époque, néanmoins, comme le remarque M. Littré : « l'histoire ne « nous offre aucun exemple où le choléra épi- « démique soit devenu voyageur, et où il ait « quitté soit l'Inde, soit un pays européen pour « se porter ailleurs. Et c'est un phénomène sin- « gulier que de voir une maladie connue, fré- « quente, revêtir subitement un caractère nou- « veau qui en agrandit énormément la portée et « qui frappe les hommes de terreur. Ainsi, le « choléra a acquis, il y a quelques années, une « faculté de propagation qui, des bords du « Gange, l'a porté sur ceux de l'Elbe et jusqu'à « la capitale de l'Angleterre. »

Aussi, est-il peu d'affections morbides qui aient été plus généralement observées et qui aient donné lieu à un plus plus grand nombre de publications. Le travail que nous entreprenons ne saurait avoir d'autre prétention que d'en résumer une analyse succinte et d'y joindre nos propres idées sur la nature de la maladie, et le traitement qui est le plus efficace contre ses conséquences rapidement mortelles.

## CHAPITRE II.

### CHOLÉRA EN GÉNÉRAL ET QUELQUES FORMES PARTICULIÈRES.

Le plus souvent, l'invasion du choléra épidémique s'annonce par une indisposition subite, des évacuations alvines, des vomissements et des syncopes. Dans les prodromes, on peut ranger un malaise général, suivi d'un affaissement rapide, de coliques sourdes, d'anorexie, quelquefois de diarrhée, de sueurs abondantes. Il y a un ralentissement plus ou moins considérable dans la circulation, des troubles plus ou moins profonds dans les organes des sens. Souvent aussi on observe un grand abattement moral. Cet état se prolonge un ou deux jours, quelquefois il atteint jusqu'à un ou deux septenaires. Au bout de ce laps de temps, la maladie se dessine d'une façon plus franche, et les symptômes qu'elle présente se partagent en deux périodes bien prononcées.

Dans la première période, les vomissements et les évacuations alvines se répètent de plus en plus ; les matières déjetées par les voies intestinales sont d'abord séreuses ou légèrement bilieuses ; ensuite elles prennent l'aspect de ce liquide blanchâtre, grumeleux, que l'on a comparé tantôt à du petit-lait non clarifié, tantôt à une décoction de riz ou de gruau et qui est un des signes les plus caractéristiques du choléra. Cette matière exhale une odeur fade, spermatique ; on y trouve, mais plus rarement, des traces de bile ou de sang extravasé.

Pendant que ces évacuations incessamment répétées, fatiguent, épuisent le malade, il est tourmenté d'une soif vive, d'une douleur profonde à l'épigastre, auxquelles se mêle un hoquet qui augmente encore son anxiété. Mais un symptôme plus pénible encore se manifeste en même temps que tous les autres: ce sont des crampes extrêmement douloureuses qui parcourent les muscles des membres, surtout les jumeaux ; du reste, aucune région du corps n'en est exempte. Elles vont quelquefois jusqu'à contracter les membres et les flancs. Les doigts et les orteils obéissent à des soubresauts spasmodiques qui les écartent et les recourbent d'une façon brusque et violente. Le froid augmente rapidement, le pouls s'abaisse, jusqu'à devenir presque insaisissable. A une vive agitation, à des tremblements involontaires, succède un collapsus profond ; le visage s'altère, on y trouve ce qu'on appelle le *facies hippocratique ;* des plaques bleuâtres se développent d'abord aux extrémités, une cyanose générale recouvre la peau ; les parties génitales se rétractent, les doigts se rident, les ongles prennent une coloration violacée, presque noire. Mais un phénomène effrayant et bien digne de remarque, c'est la diminution rapide du volume du corps ; il semble qu'on le voie maigrir à vue d'œil ; l'œil s'enfonce dans l'orbite, il se ternit, un cercle noirâtre l'environne ; la conjonctive prend un aspect livide. L'haleine est glacée, la respiration se ralentit et s'affaiblit considérablement ; il en est de même du mouvement circulatoire qui semble réduit à une espèce d'oscillation imperceptible.

Les sécrétions finissent par s'arrêter complètement ; la phonation n'est plus qu'un soufle vague et confus ; les parties les plus éloignées du centre, telles que le nez, le scrotum, tombent en gangrène par suite du refroidissement ; la cornée elle-même se plisse et s'affaisse comme sur un cadavre ; le sang transsude à travers les fibres lâches et amollies du tissu sclérotidien ; le visage et les extrémités s'humectent d'une sueur froide et visqueuse ; la respiration s'anéantit avec les forces du malade ; le hoquet redouble, un calme de mort règne dans tout l'organisme : c'est l'agonie de l'épuisement ; elle emporte bientôt le malade qui s'éteint plutôt qu'il ne meurt.

C'est ce qu'on appelle la période algide, cyanique, asphyxique et qui peut entraîner une terminaison fatale avant la cyanose et les crampes, par le seul fait des évacuations alvines excessives.

Dans les conditions les plus heureuses, les accidents vont diminuant d'intensité; il ne se développe aucun phénomène morbide nouveau, et le malade revient à la santé, ou du moins à un état qui le met hors de danger. Mais la marche la plus ordinaire est celle-ci : les symptômes ne sont plus les mêmes; il se développe dans l'organisme un mouvement salutaire, une sorte de lutte contre les spasmes et le refroidissement : c'est la seconde période, la période de réaction.

La seconde période se manifeste par un temps d'arrêt dans le refroidissement général; peu à peu, la circulation se rétablit, et avec elle la chaleur se développe lentement, il est vrai, mais d'une manière sensible; bientôt un mouvement fébrile annonce une réaction plus prononcée; la rougeur monte au visage, et le regard, de terne et morne qu'il était, prend un aspect plus vif, plus animé. Malheureusement l'organisme épuisé ne présente pas toujours à la réaction un point d'appui suffisant; en ce cas, les phénomènes de la période algide reparaissent avec une nouvelle intensité. Un autre écueil peut faire échouer la guérison, c'est l'excès d'énergie dans le mouvement fébrile qui alors s'accompagne de spasmes, de convulsions, de congestions à l'encéphale et de certaines inflammations locales, de pneunomies par exemple.

On reconnaît l'efficacité de la réaction qui suit la période algide aux symptômes que voici : il y a moins de fréquence dans les vomissements; la diarrhée est loin de cesser tout d'abord, mais les humeurs perdent ce caractère particulier des évacuations cholériques; les urines reprennent leurs cours, ce symptôme est essentiel; le malade n'est plus tourmenté par la soif; les douleurs abdominales finissent par se dissiper, et la régularité du pouls est un gage de prochaine convalescence.

Mais, outre l'insuffisance et l'excès de la réaction, un troisième cas peut se présenter : c'est une stupeur profonde en tout point semblable à la dernière période de la fièvre typhoïde. Des observateurs ont signalé encore au déclin de la maladie diverses éruptions, telles que roséole, urticaire, érythème, etc.

Le choléra peut durer de un à trois, à dix-sept et même cinquante jours. Celui qu'on nomme à juste titre foudroyant, frappe et tue en moins de six heures. Le malade entre rarement d'une façon bien franche en convalescence. La santé se fait longtemps attendre. La guérison complète est entravée par des insomnies, des troubles nerveux, des douleurs gastralgiques, et l'embarras gastro-intestinal, qui persiste, est quelquefois assez grave pour nécessiter les soins d'un homme de l'art.

L'affection qui nous occupe a cela de redoutable, qu'elle est extrêmement meurtrière, et de plus, que son influence désastreuse continue à se faire sentir pendant des mois et des années. Quant aux rechutes et aux récidives, elles sont fréquentes.

Telle est cette maladie terrible dans son ensemble. A l'exemple de la plupart des auteurs qui en ont fait le sujet de leurs études, nous avons cru devoir en présenter un tableau général, de manière à en bien retracer la physionomie ; maintenant, nous allons entrer dans quelques détails.

Le choléra, outre la forme la plus commune dont nous nous occuperons plus bas, peut présenter trois variétés bien distinctes qui sont : la cholérine, le choléra paralytique, le choléra foudroyant.

Cholérine. — Cette affection n'a pas toujours été définie d'une façon bien précise. Les uns ont appliqué ce nom aux symptômes précurseurs du choléra, les autres à la période même d'invasion; il est plus rationnel de le réserver pour la forme bénigne qui semble quelquefois précéder l'invasion de l'épidémie, ou en être comme le retentissement à l'époque correspondante de l'année qui suit : le printemps de 1850 en est un exemple.

Comme nous venons de le dire, la cholérine s'observe principalement au début des épidémies. La plupart du temps, les individus qui en sont atteints, se trouvent parmi les gens qu'une habitation saine et qu'un régime salutaire met à l'abri d'une attaque plus violente. Le malade est pris d'un malaise général, il est abattu, découragé; il éprouve de l'insomnie, des pesanteurs à l'épigastre, des nausées, des borborygmes; la bouche est sèche, pâteuse; le pouls faible, petit, plus ou moins lent; il offre peu de rénitence. Les évacuations alvines sont jaunâtres ou sanguinolentes, presque toujours mêlées de mucosités blanchâtres; quelquefois, mais plus rarement, elles ont de l'analogie avec celles du choléra, même pour la fréquence. Jamais de cyanose ni de phénomènes ataxiques; l'absence des crampes n'est pas aussi absolue, mais elles sont rares. La maladie qui le plus souvent offre peu de gravité, se termine en quelques jours; le plus qu'elle puisse se prolonger est l'espace d'un septenaire. La convalescence n'est pas toujours aussi rapide. Nous avons vu des malades, légèrement atteints en apparence, souffrir longtemps d'un dérangement opiniâtre des voies digestives, et dont la guérison était aussi rebelle qu'après des atteintes de choléra véritable.

Choléra paralytique. — Voici comment M. Magendie s'exprime à l'égard de cette forme particulière de choléra : « Le début est en géné-« ral assez lent ; les malades éprouvent seule-« ment une excessive faiblesse ; ils refusent les « aliments. Dans l'espace de huit jours, on les « voit tomber dans un accablement profond ; les « muscles de la face se paralysent ; ceux des « membres sont dans une résolution complète ; « l'intelligence perd toute son activité, et la mort « arrive au milieu de cet anéantissement général « de toutes les forces. »

Par suite de la prostration profonde de tout le système musculaire, prostration qu'explique la perturbation non moins profonde de la circulation du fluide nerveux, il n'est pas rare de voir les vomissements et les déjections alvines manquer ; non pas que les désordres de l'organisme soient moindres ; mais il est impuissant à réagir et à rejeter au-dehors les sécrétions morbides qui engorgent les voies digestives. Cette assertion trouve sa preuve surabondante dans le ballonnement et la distension énorme des parois de l'abdomen et de la région épigastrique.

Choléra foudroyant. — Certains cas se présentent où, par une explosion de l'agent épidémique porté à sa plus haute puissance, des individus tombent frappés tout à coup, sans que l'invasion du mal ait été précédée d'aucuns prodromes tels que vomissements, diarrhée, crampes et refroidissement. Quelquefois, la cyanose n'a même pas le temps d'apparaître et le malade succombe en moins d'une ou deux heures. La science possède des faits d'une nature encore plus effrayante : on a vu la mort arriver avant toute évacuation alvine, rien que par l'extrême violence de l'anxiété épigastrique et des crampes.

Un chirurgien militaire, excellent observateur, cite des cas où des soldats ont été pris en marche de vertiges et de crampes si atroces qu'ils se sont vus forcés de quitter les rangs et de déposer leurs armes ; en moins de deux heures ils étaient emportés !

Quelques praticiens, abusés par l'absence des évacuations, ont cru y reconnaître une forme particulière qu'ils ont appelée *choléra sec*. La vérité est que la sécrétion intestinale, signe caractéristique du choléra, s'opère également à la face interne des voies digestives ; seulement, la promptitude des accidents morbides ne leur donne pas le temps de se faire jour au dehors.

## CHAPITRE III.

### CHOLÉRA ÉPIDÉMIQUE. — ANALYSE DES SYMPTOMES.

C'est le choléra proprement dit qui doit principalement fixer notre attention. Nous allons l'étudier comme il convient dans ses prodromes, ses périodes et sa terminaison.

De nombreux exemples sont venus le prouver : la maladie, prise au début, perdait beaucoup de sa malignité, et les phénomènes au contraire les plus innocents, en apparence méconnus ou négligés, sont devenus mortels. Il importe donc d'épier l'invasion du mal à son début, et, sous ce rapport, les prodromes méritent d'éveiller toute la sollicitude du médecin. Ils consistent dans une espèce de malaise général et d'abattement intellectuel.

« Si l'on approche d'une personne qui com-
« mence à subir l'influence du choléra épidémi-
« que, dit le docteur Coledge, on est frappé de

« la langueur sous laquelle le malade paraît suc« comber : son visage pâle a une expression d'an« xiété et de souci qui n'est pas, comme plus « tard, celle de la douleur ; les traits sont affais« sés. Cette expression particulière est remar« quable pour tout observateur intelligent. Les « mades disent : Je ne puis travailler ; je ne suis « en état de rien faire ; mais je ne sais pas ce « que j'éprouve ; j'ai de la pesanteur dans l'es« tomac, des mouvements dans les intestins. » Nous avons eu nous-même occasion d'observer de ces affections indécises dont les symptômes variables se refusent à une analyse bien positive. C'est quelque chose dans la physionomie qui n'est pas habituel ; un affaissement des yeux dans les orbites ; de la pâleur, de la lividité dans le facies ; des borborygmes, de l'oppression à l'épigastre, et quelquefois une sensation douloureuse entre les deux épaules. A ces symptômes, nous avons vu se joindre des désordres dans la vision, des nausées, de la surdité accidentelle, des étourdissements et des congestions de l'encéphale. D'autres fois, nous avons vu l'œil plus brillant que de coutume, ou bien égaré comme dans le vertige. Mais le symptôme capital était la diarrhée avec anorexie, léger malaise, mais sans douleur très-vive. Les matières évacuées étaient jaunâtres, tirant sur le brun ; elles devenaient de plus en plus molles, jusqu'à l'état liquide. Ce sont ces sortes de dévoiements venus sans cause et peu inquiétants en apparence, car ils sont exempts de douleurs, qui souvent entraînent les suites les plus pernicieuses ; ils dégénèrent neuf fois sur dix en choléra véritable.

Après la déclaration franche de la maladie, un des symptômes qui frappe tout d'abord est la douleur abdominale qui précède la diarrhée et les vomissements. L'anxiété, le sentiment d'oppression et de pesanteur se manifeste non-seulement à la région de l'épigastre, mais encore dans toute la longueur du tube intestinal. Les parois de l'abdomen sont rétractées, elles sont rénitentes, sans météorisme. Le ventre est douloureux à la pression. On y reconnaît, à l'investigation attentive du toucher, quelque chose qui ressemble à de l'empâtement; les liquides accumulés dans les intestins se déplacent à la percussion qui leur fait rendre un son mat.

La gorge et la bouche se dessèchent, l'appétit se perd et l'anorexie s'accompagne d'une altération que rien ne peut soulager. L'état de la langue offre cela de particulier, que dans la première période, elle est souvent nette, très-rarement sèche, le plus ordinairement elle s'élargit sans difficulté, mais elle est blanchâtre, froide et quelquefois se recouvre d'un enduit jaune, plus ou moins épais. Dans la période de réaction, elle prend un aspect tout autre et que nous aurons occasion de signaler.

Nous croyons utile de reprendre en détail l'étude du symptôme le plus important, la diarrhée. D'abord formée de matières fécales ou bilieuses, ou séreuses, elle augmente de fréquence et ne tarde pas à prendre ce caractère distinctif relaté dans les livres de tous les médecins observateurs, et qui frappe, du reste, les praticiens les moins consommés dans la science du diagnostic. Les évacuations peuvent se répéter jusqu'à quinze, vingt, dans les vingt-quatre heures, quand elles ne vont pas au-delà. Nous avons même rencontré certains cas d'une intensité extrême où elles s'échappaient de l'orifice anal comme par l'ouverture d'un vase inerte, sous forme de jet involontaire et continu. Il est habituel qu'elles soient accompagnées de borborygmes et de coliques. M. Ambroise Tardieu donne une excellente description des évacuations cholériques. « Elles se « composent d'un liquide blanchâtre, flocon« neux, granuleux, caillebotté, ou bien assez « uniformément trouble, semblable tantôt à du « petit-lait non clarifié, tantôt à une bouillie un « peu claire; d'une odeur nauséabonde, sper« matique, analogue à celle des chlorures alca« lins. Ce liquide laisse déposer au fond du vase « une grande quantité de flocons muqueux dont « quelques-uns ont l'aspect du riz bien cuit. Par« fois, cependant, les matières rendues par les « selles ont une couleur lie de vin ou brunâtre « plus ou moins foncée. »

Dans la fréquence, l'augmentation ou la décroissance des évacuations alvines, on observe souvent des irrégularités dignes de remarque. On a vu la diarrhée séreuse, fréquente d'abord, se supprimer tout à coup, et la maladie continuer ses ravages, au point d'entraîner la mort. D'autres fois, les évacuations, en se manifestant de nouveau, prennent l'aspect caractéristique signalé tout à l'heure. Les constipations opiniâtres ne sont pas moins redoutables quand elles succèdent à la diarrhée; généralement le symptôme le plus favorable est de voir les évacuations diminuer graduellement de fréquence et se montrer plus consistantes avec une odeur fécale de bon augure.

Un symptôme non moins pénible accompagne souvent la diarrhée : nous voulons parler des vomissements qui sortent par fusées, quelquefois à intervalles extrêmements courts et qui s'échappent des lèvres comme si les matières rejetées de l'estomac remplissaient les parois de la bouche. Les matières ont la physionomie particulière qui distingue les évacuations alvines, et il n'est pas rare que ces dernières jaillissent simultanément avec les vomituritions, de sorte que le malade perd en même temps par le haut et par le bas. Il s'y mêle fréquemment un hoquet dont les secousses achèvent de torturer le malheureux cholérique. Les vomissements sont moins tenaces et moins durables que la diarrhée ; ils cèdent presque toujours avant la fin de la maladie. Mais en revanche les indications qu'on en tire sur la marche ou l'issue des accidents ont moins de valeur et de certitude.

Par une de ces lois constantes de l'organisme qui font que les fonctions ont des relations étroitement sympathiques et se suppléent les unes aux autres, la prodigieuse surabondance des sécrétions intestinales diminuent et finissent par suspendre entièrement la sécrétion urinaire. Voici le fait général. Maintenant, quant aux variétés individuelles, on a vu très-exceptionnellement les urines persister durant toute la maladie, seulement elles s'échappaient par émissions involontaires. Dans d'autres cas, les urines ayant tout-à-fait cessé, les malades n'en étaient pas moins tourmentés, à chaque instant, du besoin de les émettre. Enfin, dans d'autres circonstances encore plus rares, les urines plus ou moins abondantes au milieu de la période algide, finalement arrivaient à se supprimer. Dans la marche habituelle de la maladie, la sécrétion urinaire se rétablit au début de la réaction, surtout quand celle-ci est franche et de bon augure.

Sans parler des crampes, dont nous nous occuperons tout à l'heure, les phénomènes qui annoncent les profondes altérations de l'organisme, sont les accidents observés dans les fonctions de la respiration et de l'appareil circulatoire.

Le malade respire péniblement. Le nombre des inspirations varie de quinze à cinquante par minutes. Cette diminution considérable de l'activité respiratoire s'accompagne d'une oppression excessive. Ce n'est pas dans les poumons eux-mêmes que l'on peut découvrir la cause du phénomène morbide ; car si vous percutez le thorax, vous obtenez un son tout-à-fait normal, et si vous auscultez, vous reconnaissez, non sans quelque surprise, un murmure vésiculaire énormément affaibli sans doute, mais généralement libre et régulier, à l'exception des cas où la maladie se complique de quelque forme particulière, ce qui donne lieu à des râles de diverses natures.

Ce trouble fonctionnel dont la cause prochaine remonte probablement à quelque variation du principe vital lui-même, n'intéresse pas seulement le jeu des organes respiratoires, ses effets retentissent jusques dans les phénomènes chimiques. Des expérimentateurs distingués se sont occupés de cette face intéressante de la question et y ont jeté les lumières de leurs recherches. M. le docteur Clauny a trouvé que l'air recueilli de la bouche des cholériques ne contenait pas la moindre trace d'acide carbonique. J. Davy faisant la même expérience sur l'air exhalé par les poumons des cholériques y a rencontré à peine le tiers de la somme habituelle de ce même acide carbonique. Barruel analysant à son tour le souffle qu'expirait les malades atteints de la même affection après la période algide, a confirmé le résultat annoncé par le premier expérimentateur. En un mot, le choléra épidémique apporte dans l'hématose un trouble tel que l'air fourni par les malades cyanosés contient une quantité plus forte d'oxygène, ce qui est une suite nécessaire de la diminution de l'acide carbonique, puisque cet acide se forme par la combinaison de l'oxygène avec le carbone du sang veineux.

Cette particularité nous mène naturellement à l'étude des troubles qui surviennent dans l'appareil circulatoire. Si vous tâtez le pouls du malade, vous le trouvez petit, filiforme, de plus en plus imperceptible, à tel point qu'au plus haut degré de la période algide, il échappe entièrement aux investigations du médecin. Cet affaiblissement n'est point en rapport avec la fréquence qui devient au contraire plus grande que chez l'homme valide. Même observation pour les battements du cœur ; M. Magendie a constaté ce fait curieux. « A mesure qu'ils s'accélèrent, ils « deviennent plus faibles. Il arrive un moment, « dit-il, où le premier bruit cesse d'être entendu, « et dans les derniers instants de la vie, ni l'un « ni l'autre des deux bruits ne sont perçus. »

De là cette stagnation du sang, cet engorgement des vaisseaux capillaires, engorgement qui donne à la surface du corps cette coloration bleuâtre et caractéristique de la période algide. En effet, la circulation est tellement ralentie qu'on a beau ouvrir la veine sur le vivant, le sang ne s'écoule pas, même des artères de moyen calibre, de la radiale ou de la temporale. La teinte violacée qui a si fort préoccupé les esprits lors de l'épidémie de 1832, se montre d'abord aux extrémités telles que la face, les parties génitales, les régions où abondent le système capillaire. En effet, ce sont les individus de constitution pléthorique où l'on observe la cyanose la plus générale et la plus foncée. La désorganisation qui résulte de la stase sanguine amène quelquefois la gangrène des parties les plus superficielles : le nez, les parties génitales par exemple. La langue elle-même a subi les atteintes de cette mort anticipée.

La cyanose, qu'elle soit partielle ou générale, ne disparaît qu'avec la période de réaction, nommée par quelques auteurs œstueuse.

De cette gêne croissante dans le mouvement circulatoire, de cette oxygénation incomplète pour ne pas dire nulle de la masse du sang, on a déjà prévu à priori un abaissement considérable dans la température du corps ; c'est en effet ce qui a lieu, tous les organes se glacent et les malades n'en ont pas conscience. La peau se flétrit, se plisse ; quand on y porte la main, il semble qu'on touche un cadavre. Le refroidissement qui commence par les pieds, les mains, les régions les plus excentriques telles que le nez, les oreilles, gagne insensiblement les régions profondes. L'intérieur de la bouche se refroidit également, et l'air expiré marque an thermomètre centigrade 25 à 27°, c'est-à-dire, de 10 à 12° de moins qu'à l'état normal. Les parties du corps que l'on soumet à l'expérimentation en font beaucoup varier les résultats ; ainsi, M. Monneret a constaté, pendant l'épidémie de Constantinople, que même au milieu de la période algide, la température ne variait pas considérablement à la région sous-axillaire.

Nous avons dit qu'il fallait remonter plus haut que les altérations des organes de la circulation et de la respiration, pour en expliquer les désordres ; si quelque chose peut nous donner une idée approximative de la cause générale qui attaque la vie dans ses rouages et dans son principe, ce sont les phénomènes ayant pour théâtre tout le système nerveux. Les aberrations en sont bien manifestes dans les fibres musculaires tourmentées de spasmes atroces ; nous voulons parler des crampes qui contractent et tiraillent si douloureusement les muscles des membres et du tronc, jusqu'à ceux de l'abdomen et de la face. C'est par les mollets et les pieds qu'elles débutent. Elles se prolongent et persistent avec une violence intolérable. Premier symptôme de l'invasion de la maladie ; la guérison même n'en délivre pas tout de suite. Elles sont si douloureuses qu'elles arrachent au malade des cris lamentables.

Un fait relaté par les praticiens consciencieux semblerait déposer en faveur de l'opinion que nous avons émise plus haut. Principe et fluide vitaux, force et circulation nerveuses, nous paraissent des mots différents qui expriment une idée à peu près identique ; et c'est là surtout que se déploie la malignité de l'agent épidémique. Cette assertion toute hypothétique acquiert un certain degré d'importance, quand on songe que, durant tout le cours de l'épidémie, des personnes, du reste en parfaite santé, eurent néanmoins à souffrir de ces crampes, premier symptôme d'une altération dans le système nerveux, altération qui, par nous ne savons quelles circonstances, n'est point allé jusqu'à déterminer les autres phénomènes morbides, tels que vomissements, diarrhée, cyanose, etc.

Les phénomènes que nous avons signalés dans la respiration et la contractilité musculaire, nous font pressentir une altération correspondante dans la phonation. Cette altération n'est pas un des symptômes les moins curieux et les moins caractéristiques du choléra. Au début, la voix s'affaiblit, mais bientôt elle devient rauque et sifflante. Elle retombe de nouveau avec un nouvel affaissement de l'organisme, et c'est à peine si les cholériques parviennent à faire entendre un imperceptible murmure. Les cris ne sortent avec plus de force que dans les instants où les crampes arrachent le malade à son état de prostration. Le retour du timbre naturel est de bon augure : c'est un pronostic sur lequel nous n'avons jamais manqué de porter notre attention.

Au milieu des accidents nerveux de toute espèce , nous avons eu souvent occasion d'observer une agitation à laquelle succédait une somnolence plus ou moins prolongée. L'assoupissement n'était interrompu que par la violence des crampes ; il allait en augmentant jusqu'au dernier terme de la période algide, et alors se déclarait, soit une insomnie non moins opiniâtre, soit un état comateux, bien fait pour augmenter les inquiétudes du praticien. Dans les intervalles de ces redoutables crampes dont nous avons eu et nous aurons si souvent encore occasion d'entretenir le lecteur, les malades brisés, anéantis, laissaient leurs membres tomber de lassitude ; couchés sur le dos ou accroupis sur eux-mêmes, ils ne pouvaient supporter le moindre déplacement ; muets et immobiles, ils s'abandonnaient à des défaillances profondes, et c'est à peine s'ils avaient le courage de se plaindre.

Dans la description générale du choléra, nous nous sommes arrêté légèrement sur les vertiges, les sourdes céphalalgies qui se déclarent avec l'invasion du mal. Dans la période de réaction, les douleurs encéphaliques plus manifestes prennent le caractère des affections inflammatoires et congestives. Il y a des bourdonnements, des tintements d'oreilles, et la céphalalgie affecte particulièrement la région frontale. La vue se trouble et la rétine dont le réseau circulatoire est engorgé, ralenti, comme dans tout le reste de l'organisme, donne lieu à de nombreux désordres de la vision, tels que la coloration des images, soit en bleu, soit en rouge, le plus souvent en teinte foncée. Il survient quelquefois une cécité complète.

L'ouïe et l'odorat sont également pervertis ; le tact et la sensibilité s'émoussent. C'est une abolition générale des forces et des organes des sens.

A l'exception de certaines phases de la réaction où nous avons trouvé du délire, de la stupeur, nous avons été constamment frappé de l'intégrité parfaite des facultés intellectuelles. Le malade a beau communiquer ses sensations et ses idées avec plus de lenteur qu'à l'état de santé, ses perceptions n'en sont pas moins lucides ; il semble assister vivant à la décomposition des éléments constitutifs de son être matériel.

Il nous reste à dire quelques mots d'un phénomène bizarre relaté dans l'ouvrage de M. Littré et signalé par plusieurs médecins. Des sujets qui n'offraient plus apparence de vie et qui probablement n'avaient rien de commun avec elle, sinon l'absence de dissolution cadavérique complète, ont néanmoins présenté encore des contractions musculaires après avoir rendu le dernier soupir. Voici comment M. Sokotow, médecin à Orenbourg, cite un de ces faits aussi curieux que bizarre :

« Le serf Ivan Andrianow mourut du choléra « en deux heures. Aussitôt qu'il eut expiré, on « le lava, et on s'occupait à l'habiller, lorsqu'écla« tèrent dans le cadavre des mouvements extra« ordinaires qui causèrent un grand effroi aux « assistants. C'étaient des contractions dans les « pieds et dans les mains, dont la ressemblance « avec celles qu'occasionne la pile appliquée aux « nerfs dénudés était frappante. D'abord de faibles « mouvements convulsifs commencèrent dans un « ou deux faisceaux musculaires isolés, particuliè« rement au cou et dans les cuisses ; et ces mou« vements se prolongeant vermiculairement, « s'étendirent subitement à plusieurs muscles,

« de sorte que la tête s'inclina, les pieds s'agi-« tèrent, se fléchirent et s'élevèrent. Ces con-« tractions durèrent avec des intervalles de dix « minutes, et enfin elles devinrent plus faibles et « plus rares et s'éteignirent. Ce phénomène se « montra, quoiqu'avec moins d'intensité, sur le « corps d'un homme mort du choléra dans l'hô-« pital d'Orenbourg, six ou sept heures après la « cessation de tous les symptômes de la maladie. »

Un médecin du Bengale, M. Marshal, cite deux autres cas du même genre, entre autres une extension et une flexion des orteils. Les membres pelviens s'agitèrent, les cuisses en tournant autour du bassin, les jambes en revenant sur elles-mêmes et s'appuyant sur les talons. Les doigts imitèrent les mouvements des orteils, les bras se contournèrent en dehors et en dedans. Ces contractions durèrent, dans l'une des deux observations, jusques trois quarts d'heure; dans l'autre, dix minutes.

De pareils mouvements donnent à réfléchir. On se demande s'il y a cessation complète de vie, ou si la mort n'est que simulée. Doit-on se dire que ce même agent qui tourmentait le malade de crampes si violentes continue d'émouvoir des organes morts, il est vrai, mais que le travail de décomposition n'a pas encore dissous, altérés? ou bien si le magnétisme terrestre les pénètre et les agite à la façon d'une pile voltaïque? La dernière explication est celle qui paraît plus probable. Dans l'état de la science, outre qu'elle s'accorde assez bien avec les faits acquis par l'expérience, certains phénomènes électriques dont on a cru découvrir les rapports avec les périodes diverses de l'épidémie, viennent déposer en sa faveur. Il en sera question plus tard dans le travail qui nous occupe.

## CHAPITRE IV.

### AFFECTIONS SECONDAIRES ; — MARCHE , — DURÉE , — TERMINAISONS.

Comme toutes les maladies épidémiques, le choléra se complique de certaines influences locales ou climatériques, et de certaines formes particulières. Les phénomènes morbides accidentels s'ajoutent aux symptômes constitutifs de l'affection principale qui n'en conserve pas moins sa physionomie bien tranchée. Parmi les complications réelles, et qui pourtant demeurent assez rares, on peut mentionner l'œdème du poumon, les ulcérations de la paupière, la gangrène, l'ictère, la péritonite, l'érysipèle de la face, les aphthes et les furoncles. Nous nous appesantirons davantage sur quelques affections secondaires, satellites en quelque sorte du choléra, qu'il ne faut pas regarder comme des complications, ni même des formes symptômatiques. Partout où le choléra s'est développé, les médecins ont constaté leur existence au milieu ou à la fin de la seconde période ; d'autres fois dans les premiers jours de la convalescence. Tantôt ce sont des phlegmasies gastro-intestinales qui accompagnent les débuts de la réaction ou qui se manifestent après la disparition complète des symptômes cholériques. C'est alors qu'on observe ces évacuations teintes par la bile, et qui diffèrent essentiellement de ces évacuations dont nous avons plusieurs fois déjà énuméré les caractères particuliers au choléra épidémique. C'est alors qu'on rencontre aussi, avec la période œstueuse, des congestions inflammatoires qui font irruption sur les organes respiratoires.

Ce sont des pneumonies insidieuses et dont les signes physiques sont d'autant plus difficiles à reconnaître que les poumons ne se prennent pas partiellement. Dans les pays chauds ce sont des affections particulières. Un rapport des médecins du Bengale constate l'existence d'une fièvre qui, tout en participant de la nature bilieuse des affections du pays, venait aggraver les symptômes déjà si funestes de la maladie et se déclarait dans le cours de la seconde période. Dans d'autres cas, c'est une forme typhoïde qui vient frapper les malades échappés en apparence aux accidents cholériques. Une fièvre secondaire les attaque avec sécheresse de la peau et variations subites de la calorification du corps. L'épigastre est tendu et sensible ; le malade inquiet, agité, rend des selles bilieuses. Les parotides se gonflent et les ganglions sous-maxillaires se tuméfient d'une façon très-douloureuse.

Parmi les affections secondaires qui nous occupent, nous en avons rencontré qui attaquaient le système nerveux. Ce sont assurément les plus à craindre. Nous avons vu les congestions encéphaliques, survenues dans la période de réaction, entraîner à leur suite des méningites très-graves. Nous avons vu aussi la période œstueuse du choléra se compliquer d'éruptions très-variées. Du reste, MM. Cullerier et Alibert, Duplay et Rayer en on fait mention dans leurs ouvrages. Ces éruptions s'observent, surtout chez les femmes, au col, à la poitrine et aux membres. Les plus communes sont des plaques de roséole, d'urticaire, des rougeurs érythémateuses, des vésicules herpétiques ou miliaires. M. Dalmas range aussi la scarlatine et la rougeole parmi les affections secondaires du choléra épidémique.

Nous devons signaler, dit M. Tardieu, comme

se rattachant à ces affections secondaires, de véritables accès fébriles intermittents, avec frisson initial, revenant tous les jours pendant la période de réaction. Ce fait, indiqué par MM. Delmas et Valleix, n'est pas sans importance, si on le rapproche des observations de M. Contour sur la relation qui a existé presque partout en Russie entre les fièvres intermittentes et le choléra, et qui, outre la disparition des premières quand le second s'est montré, et leur réapparition quand il a cessé, s'est manifestée particulièrement par le type intermittent qu'a revêtu la fièvre secondaire au déclin de l'épidémie. Il est inutile de faire remarquer que ces cas diffèrent complètement des cas de choléra intermittent, d'ailleurs assez peu précis, rapportés par les docteurs Foy, V. François et Pigeaux.

Quelle que soit la nature de ces diverses affections, dit le même auteur, elles offrent pour la plupart une marche plus rapide que chez les individus non cholériques; c'est ce qui a été surtout frappant pour la pneumonie, qui a une tendance à renaître sans cause extérieure appréciable, un siége variable et une extrême gravité.

Sous le nom d'état cérébral cholérique, M. Rayer mentionne une sorte de prolongation de la période algide avec une atténuation de tous les accidents. Les évacuations alvines, les vomissements et les crampes offrent une grande diminution dans leur intensité, mais la peau reste froide ou fraîche, le nez est froid, la langue est jaune et quelquefois froide; si les yeux sont injectés, ils ne le sont qu'inférieurement; le pouls est faible, la tête lourde, la physionomie hébétée; quelquefois la teinte cholérique persiste. Fait non moins curieux: cet habile observateur a rencontré chez un malade une espèce de délire non fébrile, qui après la période algide a duré deux ou trois jours.

Considéré dans sa marche, sa durée, sa terminaison, voici ce que nos observations particulières nous permettent de dire sur le choléra. Les prodromes nous ont toujours présenté, quand nous avons été appelé au début de la maladie, ce malaise général, cet abattement, cette inquiétude profonde qui démoralisent et frappent de stupeur. Bientôt se déclare la période algide avec ses phénomènes caractéristiques : vomissements, diarrhée, crampes, etc. Lorsque leur violence ne termine pas brusquement la série des phases morbides, la réaction se manifeste à son tour. Nous avons vu des cas nombreux où, après l'application d'un moyen thérapeutique dont nous nous sommes merveilleusement trouvé, la réaction était rapide et franche. Elle rétablissait promptement le jeu normal des fonctions, le refroidissement faisait place à la chaleur, l'influx nerveux revivifiait les poumons, et la circulation libre ramenait naturellement l'hématose du sang fluidifié. Nous n'avons pas eu souvent à nous occuper de ces réactions incomplètes dont parlent les auteurs, et que M. Monneret définit si bien dans ce tableau pathologique frappant de vérité :

« Lorsqu'un sujet a été atteint d'un choléra « algide simple ou compliqué, qui n'a cédé qu'en « partie au traitement, la cyanose alors ne cesse « qu'imparfaitement. La calorification reste af- « faiblie et en quelque sorte vacillante. Le pouls « est débile, mou, ralenti ; la respiration irré- « gulière, lente, suspirieuse. C'est alors que le « malade, après avoir présenté les symptômes « d'une convalescence courte et imparfaite, re- « tombe dans un état plus dangereux que celui

« d'où il vient de sortir. Il conserve toute son « intelligence, sommeille sans cesse ; son visage « exprime la stupeur, les mouvements sont lents, « la soif et l'appétit nuls, la langue est naturelle, « le ventre conformé comme dans l'état normal, « les selles sont rares ou régulières. Le malade « meurt dans cet état auquel on a improprement « donné le nom de typhoïde. La cyanose, la « plénitude des veines du visage et du cou, la « lenteur de la respiration, la gêne, l'anxiété « pectorale qu'éprouvent les malades, la fai- « blesse du bruit respiratoire, l'existence des « râles sonores à la base des deux poumons, « donnent lieu de croire que cet organe et les « autres viscères sont le siége de congestions « sanguines. »

Quant à la durée, elle est d'autant plus courte que l'épidémie est à son plus haut degré de force. Il n'est pas rare de voir certaines affections secondaires en prolonger le cours, si toutefois elles n'offrent pas elles-mêmes une certaine gravité, auquel cas les accidents cholériques en précipitent constamment l'issue mortelle. Certaines maladies favorisent la guérison de quelques autres ; il n'est guère probable que le choléra ait jamais joui de ce privilége.

Comme nous l'avons déjà dit, la terminaison peut devenir funeste dès la première période par la violence des désordres nerveux, et vers la seconde période, soit par l'effet d'une réaction incomplète, soit par l'effet d'une réaction trop énergique.

Le retour à la santé n'est cependant pas sans exemple, même dans les cas les mieux caractérisés. Ces guérisons eûssent été même plus fréquentes, si les révulsifs externes appliqués sur de larges surfaces eûssent été plus communément employés. On verra quels nombreux et signalés avantages nous en avons tirés dans notre pratique.

Mais nous reprenons la question au point de vue général ; la guérison ne se fait pas d'une manière uniforme. Nous avons vu quelquefois les accidents de la période algide se dissiper par résolution, et la cyanose disparaître en laissant après elle une prompte convalescence. Nous n'admettons pas, avec quelques auteurs, l'existence de certains phénomènes critiques, de certaines métastases à l'aide desquels on s'efforce d'expliquer la disparition des accidents morbides. Ces idées se rattachent à des doctrines vieillies et qui deviennent de plus mal en plus mal interprétées par leurs adeptes.

Lorsqu'on n'enraie pas de bonne heure et par des moyens appropriés la marche de la maladie, et quelquefois même malgré tous les efforts de l'art, la guérison est longue à se décider, et des affections secondaires, des complications fâcheuses viennent encore l'entraver. De cette persistance des ravages profonds apportés à l'organisme, résulte une convalescence difficile, pleine de lenteur et d'anxiété. L'appétit se montre inégal, le malade éprouve pour les aliments des dégoûts invincibles ; pendant des semaines, des mois entiers, il est en proie à une faiblesse qu'il ne peut surmonter. Son visage est pâle, amaigri ; son regard terne et débile. Il éprouve des gastralgies, il perd le sommeil ; le moindre écart de régime réveille les douleurs intestinales. Une particularité digne de remarque, est un abattement moral, une impuissance intellectuelle qui se prolongent avec une opiniâtreté désespérante. Les variations de température l'impressionnent vivement, il a une tendance extrême à se refroidir. — Circonstance plus grave encore, les individus atteints du choléra épidémique éprouvent fréquemment un revirement complet dans leur constitution ; leur nature, leur tempérament ne sont plus les mêmes. Bienheureux quand, jusqu'à la fin de leur vie, ils ne restent pas sous le poids de cette influence funeste. Les premiers jours de convalescence exigent, du médecin et du malade, la circonspection la plus scrupuleuse ; les rechutes sont fréquentes et redoutables.

Un excellent observateur dont nous sommes loin, jusqu'à présent du moins, d'adopter les croyances homœopathiques, n'en a pas moins approfondi, avec beaucoup de sagacité, les phénomènes généraux du choléra, et nous allons terminer par quelques fragments extraits de son livre :

« Dans le choléra, dit M. Tessier, la vie est « atteinte jusques dans son principe, dans sa « source..... ; aussi voyons-nous dans toutes les « parties affectées, non-seulement un trouble « fonctionnel, mais une altération sensible de la « nutrition et des propriétés de ces parties elles-« mêmes. J'ai signalé la diminution de la tonicité « dans les tissus, celle de la plasticité dans le « sang. Là ne se borne pas l'altération des phé-« nomènes de formation, puisque aux fluxions « peuvent se succéder ou se joindre de véritables « inflammations, dont les caractères se dessinent « plus nettement lorsque la vie se prolonge au-« delà de la période algide de la maladie. Ainsi, « les phénomènes cholériques ne sont pas du « nombre de ceux qu'on appelle nerveux pour « exprimer qu'ils ne font qu'effleurer la vitalité « des parties affectées. *Ici, la vitalité elle-même « est attaquée dans sa plus intime profondeur.* »

Nous partageons entièrement la manière de

voir de M. Tessier. Avant d'avoir lu son intéressante publication, nous nous étions formé la même idée de la nature intime des accidents cholériques ; et la dernière phrase que nous avons soulignée l'exprime avec autant de justesse que de sagacité. Nous allons plus loin, et nous continuons nos citations.

« Comment meurt-on dans le choléra? Nous « avons vu que les phénomènes de formation « étaient frappés profondément ; c'est donc par « suite de la lésion du principe vital lui-même « que la mort a lieu. Quant au mécanisme de la « mort, il varie suivant la période de la maladie « où elle arrive. Dans la période algide, la vie « s'éteint partout lentement et progressivement ; « néanmoins, la mort survient au moment où « l'irritation du cœur est assez compromise pour « ne plus lui permettre de battre ; aussi les or- « ganes présentent-ils les signes de la mort par « syncope, tels que Bichat les a décrits, sans « préjudice des altérations propres au choléra. « Après la réaction, la mort a lieu presque tou- « jours par le cerveau ; mais comme aux derniers « moments, l'altération des fonctions vitales se « joint à celle du système nerveux central ; que « l'algidité, la cyanose reparaissent avec la ces- « sation des battements artériels, il en résulte « que la vie s'éteint et par le trouble des fonctions « cérébrales et par l'arrêt des mouvements du « cœur. Aussi rencontre-t-on les signes de la « mort par le cerveau combinés avec ceux de la « mort par le cœur, c'est-à-dire des traces d'as- « phyxie en même temps que des traces de syn- « cope. »

Nous nous appesantissons à dessein sur l'opinion d'un médecin qui sort un peu de l'étude des altérations pathologiques qui jusqu'à ce jour n'ont rien appris pour l'analyse des symptômes, des troubles fonctionnels qui, seuls, à notre avis, peuvent éclairer la question. Il importe d'autant plus, selon nous, de suivre l'action du miasme épidémique jusqu'aux *sources mêmes* de la vitalité, et d'y reconnaître les traces *dans la profondeur intime* de l'organisme, que dans l'absence de toute localisation possible, on en est bien réduit à faire la médecine des symptômes. Reste à distinguer ceux qui prédominent pour le choix du traitement qui consiste, du reste, à réparer les accidents d'une intoxication formidable.

## CHAPITRE V.

### ANATOMIE PATHOLOGIQUE.

Les recherches nécroscopiques nombreuses auxquelles on s'est livré pour apprécier les altérations pathologiques du choléra, n'ont pas jeté une grande lumière sur le siége du mal. Ce qui n'a pas peu contribué à prolonger l'obscurité où l'on est sur cette grave question, ce sont les idées préconçues, systématiques qui ont présidé la plupart du temps à l'étude des lésions anatomiques. Chacun obéissant aux tendances de ses idées médicales a porté ses investigations sur tel ou tel appareil organique. Aussi, les opinions les plus diverses ont-elles été émises, et jusqu'à ce jour aucune d'elles ne semble devoir satisfaire un esprit rigoureux qui demande des faits et non des hypothèses. Néanmoins, les altérations que l'on pense considérer comme étant les plus constantes existent dans l'état des centres nerveux, des surfaces séreuses, de la membrane gastro-intestinale et dans la composition du sang.

HABITUDE EXTÉRIEURE, SYSTÈME DE LOCOMOTION.

On voit souvent, comme nous avons déjà eu occasion de le noter, une chaleur remarquable se développer après le décès et remplacer le froid qui glace l'organisme, pendant la maladie et à l'instant de la mort.

Chez trois individus très-gravement frappés, dit M. le docteur Masselot, dans sa thèse inaugurale, et qui tous étaient considérés comme morts depuis plus d'une heure, sans qu'on cessât de les visiter de temps en temps, nous avons constaté le développement de la chaleur, la diminution de la cyanose, et quelques mouvements des membres et des lèvres très-prononcés. Nous tentâmes par tous les moyens possibles de rappeler la vie dans ces sujets, mais nos tentatives n'eurent aucun succès. Dans plusieurs cadavres, la chaleur était encore bien appréciable seize et dix-huit heures après le décès.

La physionomie des cholériques après la mort ne diffère pas beaucoup de leur facies dans la période qui précède leur agonie.; même altération profonde, même coloration des tissus cutanés. Ces derniers présentent toutes les nuances, depuis la teinte bleuâtre, ardoisée, jusqu'à la pâleur plombée et livide. La peau, molle et flasque, est sillonnée aux mains et aux doigts de nombreuses rides longitudinales. Les ongles ont cela de commun avec les os, qu'ils présentent une forte coloration violacée, brun-rougeâtre.

M. Rochoux a décrit des taches pourprées dont nous avons vérifié l'exactitude. Ce sont des espèces de pétéchies qui chez un certain nombre de malades parsèment la peau et la revêtent de taches brunes, d'un jaune livide, du diamètre d'une pièce de cinquante centimes et plus. Nous les avons particulièrement observées aux régions antérieure et latérale du cou, du tronc et des cuisses. Nous avons rencontré également des points hémorrhagiques plus ou moins rapprochés, quelquefois réunis au point de former une large surface d'un bleu foncé. C'étaient de véritables ecchymoses cutanées. Elles ne différaient des pétéchies que par une extravasion du liquide sanguin beaucoup plus abondante. M. Masselot s'est demandé quel était le siége de ces pétéchies, de ces ecchymoses ; à l'aide de plusieurs coupes pratiquées sur les taches noires et intéressant toute l'épaisseur de la peau, il a constaté que l'exhalation sanguine avait lieu dans le corps réticulaire de Bichat. Ces congestions sont si peu de nature inflammatoire, que soumises à l'action d'un filet d'eau, elles disparaissent presque entièrement. Cette observation a cela d'important qu'elle mène à cette conclusion : savoir que le siége des ecchymoses intestinales réside dans la membrane interne, qui est essentiellement vasculaire et qui se continue avec le tissu réticulaire dermique.

Cette tendance des tissus relâchés à se laisser infiltrer par le sang, explique l'état de la conjonctive oculaire qui elle aussi est tellement injectée qu'elle semble recouverte d'un véritable caillot sanguin. L'amaigrissement est général et plus marqué à la face que partout ailleurs ; les membranes de l'œil se dessèchent rapidement ; la sclérotique s'affaisse sur elle-même amincie et ridée ; les narines sont livides, pulvérulentes ; le nez mince, effilé ; le facies, en un mot, exprime tous les désordres d'un agent terrible qui use et consume profondément toutes les forces de nutrition.

Après le mouvement de calorification, phénomène bizarre que nous avons déjà plusieurs fois relaté, le cadavre retombe dans le refroidissement habituel. La rigidité est extrême. Il y flexion des avant-bras sur les bras, des doigts sur la main, des phalanges sur elles-mêmes. Les muscles, surtout quand le malade est resté en proie à des crampes douloureuses et persistantes, forment des reliefs très-saillants et très-durs. Mais un fait plus curieux encore et qui mérite toute l'attention des nosologistes, ce sont les altérations du tissu musculaire lui-même. Il est friable et poisseux. Quand on cherche à redresser les membres infléchis, les fibres qui ont perdu leur élasticité se brisent plutôt que de céder au mouvement qu'on leur imprime; et de plus, elles s'écrasent sous la pression comme une sorte de pâte sans cohésion ni consistance.

Tout le monde connait la coloration noirâtre caractéristique des os, surtout ceux du crâne et de la face et les os spongieux, siéges d'ecchymoses et d'infiltrations sanguines manifestes.

Appareil digestif. — Le tube digestif dans toute sa longueur est évidemment congestionné. Il présente tous les degrés de l'infiltration sanguine depuis la simple hypérémie jusqu'à la congestion avec stase; les ecchymoses et les hémorrhagies générales ou partielles; ces congestions offrent toujours plus d'intensité dans le gros intestin et vers l'extrémité inférieure de l'intestin grêle. Un sang violet, de nature visqueuse, s'accumule dans les vaisseaux capillaires, les engorge et les détend. La membrane injectée prend une consistance et une épaisseur anormales. Les plaques rouges, noires ou violacées qui se montrent ça et là, sont composées de stries très-courtes ou de points très-denses, très-nombreux; et la preuve qu'il ne s'agit point là d'une simple stase sanguine, c'est que le lavage entraîne à peine un peu de liquide épanché : ce dernier résiste au frottement et aux injections d'eau ; il est visqueux et a perdu toute sa fluidité.

Dans les cas foudroyants, la membrane villeuse présente un pointillé fin, confluent; des stries nombreuses, des plaques et des barriolures violacées, toujours plus apparentes aux replis muqueux dont se composent les valvules intestinales. Ces congestions capillaires se développent principalement dans l'estomac, et alors on trouve dans l'intérieur de l'intestin, une assez grande quantité de globules sanguins mêlés au liquide cholérique.

Quant aux hémorrhagies proprement dites, c'est dans le gros intestin qu'elles se manifestent. Le sang qui s'échappe à travers les mailles des tissus, tantôt se mêle entièrement au liquide contenu dans l'intestin, tantôt s'y agglomère sous forme de caillots noirs, adhérents aux villosités intestinales qui, elles-mêmes, se ramollissent et deviennent plus friables que de coutume. Un fait qu'il importe de noter, c'est que ces infiltrations sanguines, ces hémorrhagies disséminées ont lieu quelquefois sur des tissus qui restent à l'état presque normal. Il n'est pas rare cependant de trouver ces mêmes tissus décomposés et les tuniques de l'intestin détruites, mais sans odeur de gangrène, ce qui suppose qu'elles n'ont pas été soumises à un travail inflammatoire.

Mais il est une altération à laquelle, dit M. Tardieu, on attache généralement une bien plus grande importance, et qui, mise au premier rang par M. Serres, mériterait au choléra le nom de psorenterie. A la face interne de l'œsophage, de l'estomac, du duodénum, dans tout l'intestin grêle, et principalement vers la valvule iléo-cœcale, dans le gros intestin même quoique en moins grand nombre, on voit de petits corps durs, opaques, ordinairement d'un blanc mat, de forme ovalaire, dont le volume varie depuis celui de la pointe d'une épingle jusqu'à celui d'un très-petit pois, et qui sont quelquefois si rapprochés que toute la membrane muqueuse semble en être couverte. Ils reposent souvent sur une base plus ou moins injectée, et lorsqu'on les incise, ils s'affaissent en laissant seulement une petite élevure. Des travaux anatomiques récents ont démontré que la psorenterie n'est rien autre chose qu'une tuméfaction des glandes solitaires de l'intestin; qu'on l'observe dans beaucoup de maladies à un état de développement aussi considérable que dans le choléra; cette éruption folliculeuse ne saurait donc lui être spéciale, essentielle, puisque tout au contraire elle sert de caractère commun à un assez grand nombre d'autres affections.

Matières contenues dans le tube intestinal. Un des caractères les plus constants de la maladie et qui en constitue le symptôme le plus saillant est assurément ce liquide qu'on appelle communément *liquide cholérique*. Cependant, il importe de noter que, dans la dernière épidémie, les évacuations alvines ne se sont pas montrées à beaucoup près aussi nombreuses qu'en 1832. Nous avons même observé des cas rapidement mortels et où les malades n'avaient eu aucune évacuation par le bas. Quant aux caractères anatomiques, le liquide est d'autant plus abondant, et sa coloration est d'autant plus foncée qu'on l'examine vers les régions les plus extrêmes du canal intestinal. La coloration rougeâtre particulière que nous avons déjà signalée était en rapport avec la congestion pointillée et les plaques hémorrhagiques, vers la moitié inférieure du gros intestin.

Si nous examinons le liquide cholérique en lui-même, nous y trouverons la présence d'une matière plus dense, tenue pour ainsi dire en suspension, et dont la concrétion est prompte et facile. Cette substance molle, blanche ou grisâtre, adhère aux parois de la muqueuse intestinale ; on dirait d'une espèce de colle de couleur variable qui se lave et se gratte sans peine, et montre à nu la membrane de l'intestin. Cette matière est le résidu de la partie coagulable du liquide cholérique.

Lorsqu'on a vidé, dit M. Bouillaud, l'intestin du liquide qu'il contenait, il reste à la surface de la membrane muqueuse une couche plus ou moins épaisse d'une matière blanche ou d'un blanc grisâtre, quelquefois jaunâtre, crêmeuse, que l'on pourrait considérer comme une sorte de dépôt ou de précipité de la partie concrescible du liquide décrit tout à l'heure. Cette matière crêmeuse, cette espèce de bouillie presque puriforme, n'exhale en général aucune mauvaise odeur ; elle forme souvent un enduit d'une demi-ligne d'épaisseur.

Mais comme l'a fort bien remarqué notre cher confrère, le docteur Masselot, déjà cité, et dont nous partageons à cet égard l'opinion, la matière blanche, caractère essentiel du choléra, est surtout un fait de sécrétion, car cette matière se trouve non-seulement sur les parties de la muqueuse digestive, en contact avec les liquides cholériques, mais encore dans toute son étendue, et à la surface des autres membranes muqueuses : par exemple, dans les bronches, la trachée, le larynx et la vessie.

Sur toutes ces muqueuses, la matière crêmeuse cholérique renferme une assez forte proportion d'albumine. Elle imbibe ces membranes, y adhère et leur donne partout la même apparence ; mais nulle part elle n'est en couche aussi épaisse que dans l'intestin, ce qui supposerait qu'outre la formation sécrétoire, il y aurait un véritable dépôt concrescible.

Des observateurs ont signalé une autre altération qui est plus rare, nous voulons dire la présence dans les intestins des cholériques, de lamelles libres et flottantes par une extrémité, adhérentes et continues par l'autre avec la membrane intestinale elle-même. Quelques auteurs ont voulu y voir des produits pseudo-membraneux.

Jamais les autopsies ni les dissections n'ont donné lieu d'observer dans la période algide aucunes traces de fausses membranes, ni la moindre tendance à leur formation ; il n'est pas dans l'essence du choléra de faire naître des produits nouveaux et organisables. C'est un fait remarquable et sur lequel nous insistons parce qu'il importe aux indications thérapeutiques.

Quant à la matière coagulable du liquide cholérique, elle affecte constamment la forme de grumeaux flottants et n'a rien de commun avec les lamelles ou fragments cylindriques dont nous nous occupons. Leur existene ne s'explique donc pas autrement que par des décollements partiels de la membrane villeuse qui se détache quelque fois au moindre lavage, au plus léger frottement. C'est ce qui s'observe également dans la dyssenterie; et la disposition anatomique de la membrane villeuse, par rapport au derme, dépose en faveur de cette assertion, attendu qu'elle lui est simplement superposée, sans l'intermédiaire d'aucune couche de tissu cellulaire, comme cela s'observe pour les autres tuniques intestinales.

Pour achever ce qui concerne l'anatomie pathologique du tube intestinal, nous signalerons certains cas où la mort ayant été rapide et les phases de la maladie accompagnées de crampes violentes, on a trouvé à l'autopsie une rétraction de l'intestin et un état œdémateux de ce même organe, qui augmentait son épaisseur aux dépens de sa longueur. Cette rétraction s'étendait jusqu'au tissu des poumons, du ventricule gauche du cœur et des fibres musculaires.

ORGANES ANNEXES DU TUBE DIGESTIF. — Le foie n'a pas sensiblement augmenté de volume, mais quelquefois on y rencontre des traces évidentes de congestion sanguine, ce sont des stries, des taches marbrées, des arborisations, des sortes d'ecchymoses de couleur violacée ou entièrement noire. Quand on divise avec le scalpel le parenchyme, on y trouve du sang noir, visqueux, luisant, et qui s'écoule de la surface des coupes assez abondamment. On observe encore, à l'intérieur du foie, une altération particulière qui se présente sous forme de masses friables, rougeâtres ou violacées, du volume d'une noisette ou d'une noix. Dans la vésicule, la bile est quelquefois visqueuse, filante, épaissie; la couleur est d'un brun verdâtre. Soumise à l'analyse chimique, la seule différence qu'on signale entre la bile des hommes sains et la bile des cholériques consiste dans une plus grande proportion de résine. Dans les propriétés physiques on constate plus de densité, plus de consistance.

Quand la maladie s'est prolongée, on a trouvé quelquefois la rate un peu augmentée de volume, et dans certains cas sa couleur était plus foncée ou d'un beau rouge vermeil. Lorsque la maladie est promptement mortelle, la rate se ride à la surface, se fonce en couleur; elle s'amoindrit et prend une consistance plus dure. Le tissu recèle dans son épaisseur de véritables noyaux apoplectiques.

Les reins, dans la grande majorité des cas, présentent exactement les mêmes altérations pathologiques que celles qui ont été observées à la surface et dans le parenchyme du foie. Même stries violacées, mêmes traces de congestions sanguines. Il arrive assez fréquemment que lorsqu'on presse sur les membranes, il en sort une matière blanchâtre, onctueuse. Cette même matière tapisse souvent l'intérieur des calices, des bassinets et des uretères.

On trouve également dans la vessie une matière crêmeuse, blanchâtre et d'apparence albumineuse. Cette matière tapisse la muqueuse où l'on observe le caractère général des affections cholériques, les vestiges de congestions sanguines.

Quant à la sécrétion urinaire, tout le monde sait que, pendant le cours de la maladie, elle est rare ou entièrement supprimée. Elle est presque toujours albumineuse au début et tant que le mal présente une grande intensité.

ORGANES CIRCULATOIRES ; ÉTAT DU SANG. — Le cœur est quelquefois moins volumineux et d'une flaccidité remarquable. Le péricarde, dont la surface est quelquefois visqueuse, présente des ecchymoses disséminées. Les cavités gauches sont presque toujours vides et leurs parois contractées. Il est rare qu'elles renferment un peu de sang, soit liquide, soit en caillots. Les cavités droites sont gonflées par un sang noirâtre, la plupart du temps complètement coagulé et qu'on a justement comparé à du raisinet.

Il y a des cas où la rétraction du cœur est si grande que cet organe donne au toucher une sensation très-remarquable de dureté, de compacité ; mais ce tissu musculaire, en apparence si dur, a tellement perdu sa force de cohésion qu'il en devient friable et très-cassant. On rencontre des extravasations sanguines dans la membrane séreuse et jusques dans l'épaisseur du tissu adipeux et dans quelques points circonscrits des parois du cœur, avec ramollissement du tissu musculaire dans les points infiltrés de sang.

Il n'est pas rare de voir les jugulaires, les deux veines caves, la veine azygos, les veines du cœur et les cavités droites du cœur regorger de sang. Ce liquide moins riche de sérum, d'un éclat plus brillant que d'habitude, est d'une consistance poisseuse ; on y trouve quelquefois des caillots blancs fibrineux. Dans tous les cas on a remarqué qu'exposé à l'air il rougit moins vite que dans les maladies ordinaires. La vacuité des artères est surtout remarquable dans les cas promptement mortels et où le ventricule gauche est presque entièrement revenu sur lui-même, et dans ce cas l'on observe une plénitude complète du système veineux. Quand la mort est moins rapide, le ventricule gauche et l'aorte renferment en petite quantité, il est vrai, du sang qui a l'apparence du sang veineux. Il existe aussi quelquefois des cordons fibrineux très-résistants, lesquels se ramifient dans les vaisseaux.

Organes respiratoires. — A l'examen nécroscopique on trouve un grand affaissement des poumons; leur tissu semble rétracté, condensé sur lui-même ; il n'y a plus ou presque plus d'élasticité ni de crépitation ; le parenchyme pulmonaire n'est pas d'une coloration uniforme mais bigarrée de rouge-clair, rouge-brun et violacé ; c'est aux régions postérieures et aux lobes inférieures des poumons que ces infiltrations sanguines sont le plus apparentes ainsi que l'altération et la congestion des tissus. Les plèvres ne sont pas plus exemptes que les autres séreuses de phénomènes pathologiques. Ils consistent dans le dépôt, à leur surface, d'une substance glutineuse et filante.

M. Tardieu rapporte aux affections secondaires, et considère comme de véritables complications, l'inflammation des poumons et les épanchements pleurétiques qui peuvent se rencontrer. Nous inclinons vers l'opinion contraire; d'après nos études sur les affections cholériques et notre expérience personnelle, nous serions étonné de voir les poumons, dont le tissu est si frêle, si délicat, échapper à une influence sur la nature de laquelle nous ne sommes pas bien fixé, mais qui, bien certainement, a cela de caractéristique, qu'elle attaque l'organisme dans tous ses appareils à la fois et jusques dans ses forces les plus intimes.

Dans les voies aériennes, mêmes traces de congestions, ou pour mieux dire d'infiltrations sanguines. On y rencontre des mucosités blanches, visqueuses et filantes, ou, comme l'a indiqué M. Bouillaud, une matière crêmeuse, en un mot le liquide cholérique dont les exsudations se manifestent jusques dans le larynx. M. Contour a fait une singulière remarque dans les hôpitaux de Moscou, à savoir: la rareté des tubercules pulmonaires chez les individus qui succombaient au fléau épidémique.

Les caractères distinctifs de la congestion dans le choléra, dit M. le chirurgien militaire Masselot dont nous avons déjà eu occasion de citer l'excellente thèse, consistent surtout:

1° Dans l'absence d'écoulement de sang à la surface des coupes, quoique le tissu pulmonaire soit rougi par le sang qu'il renferme;

2° Dans l'accumulation d'un sang peu fluide, visqueux dans les vaisseaux capillaires qu'il distend.

3° Dans l'absence de l'infiltration séreuse ou séro-sanguinolente que l'on rencontre toujours unie aux congestions sanguines pulmonaires dans les autres maladies.

Cet engouement a été remarqué aussi par M. le professeur Parise, à l'hôpital militaire de Lille. Du reste, il semblerait que le sang ne fut pas précisément épanché dans le poumon, mais accumulé dans le réseau capillaire, où il produit un engouement plus ou moins prononcé. Peut-être aussi le tissu pulmonaire est-il lui-même imbibé de cette matière colorante ; ce qui le ferait supposer, c'est que le lavage a peu d'action sur la teinte dont l'organe est empreint.

Les poumons ont encore offert un degré d'altération plus avancé. Par suite d'une rupture des fibres où le sang afflue, il se formait des cavités, véritables foyers sanguins. Mais ces apoplexies étaient si bien passives qu'il suffisait d'ouvrir la séreuse pour voir le liquide contenu s'écouler à la moindre pression.

Appareil cérébro-spinal. — La dure-mère est généralement saine, mais dans les cas graves, asphyxiques, on rencontre les sinus gorgés d'un sang noir, visqueux, quelquefois formé en caillots et adhérent aux parois. On dirait qu'une sorte de vernis poisseux a été déposé sur l'arachnoïde. Mais l'altération pathologique la plus remarquable est celle qu'on observe dans le canal rachidien. Elle consiste en de petites granulations irrégulières, dures, assez analogues au tissu cartilagineux dont elles ont la couleur et même la structure. Depuis les enveloppes les plus superficielles de l'encéphale jusqu'aux couches les plus profondes de la substance, on ne saurait méconnaître des traces évidentes et nombreuses d'infiltrations séro-sanguinolentes. C'est toujours cette même extravasion passive du liquide nutritif, extravasion résultant de la stupeur qui frappe tous les organes et qui en relâche tous les tissus, de telle sorte que les liquides s'en échappent comme à travers des porosités. Les extravasions sanguines sont les plus apparentes à cause de leur coloration tranchée.

Quand les périodes de la maladie se prolongent, les centres nerveux se ramollissent ; au début ils semblent au contraire turgescents et plus volumineux. C'est ce que M. Baron a signalé sur les très-jeunes enfants.

De toutes ces altérations examinées dans les différents organes, il résulte pour nous que c'est une erreur de vouloir localiser le siége du choléra dans le tube intestinal, pas plus que dans la masse encéphalique, pas plus qu'ailleurs. Les lésions les plus graves des centres nerveux la plupart du temps ne donnent lieu à aucun symptôme particulier. Qu'elles concourrent à la mort, c'est hors de doute, mais elles n'en sont pas la cause première, exclusive. La même opinion s'applique aux appareils circulatoire, respiratoire, et à tous les organes dont nous avons passé en revue l'anatomie pathologique.

Il n'y a, dit M. Masselot, qu'une cause générale agissant simultanément sur tous les points de l'économie, qui puisse rendre compte du développement instantané de l'hypérémie, de la stase capillaire, des ecchymoses, des infiltrations sanguines, des hémorrhagies dans presque tous les organes ; aussi ces lésions se présentent-elles partout avec des caractères parfaitement identiques. Nous ferons remarquer que ces ecchymoses générales ne sont pas propres au choléra et qu'on les rencontre aussi, mais moins nombreuses, dans toutes les épidémies ; elles montrent que ces maladies, qui semblent attaquer l'organisme entier, ont toutes quelque chose de commun.

Le choléra a-t-il son siége anatomique dans le tube digestif ?

Annesley fait consister le choléra dans une coloration des intestins dont la teinte varie depuis le vermillon clair jusqu'au pourpre foncé, et dans une sécrétion d'une matière pultacée, blanchâtre, visqueuse et opaque.

Pour le docteur Christie, le choléra est une affection maladive spécifique de l'appareil sécrétoire des membranes muqueuses, d'où résulte l'augmentation et l'altération de la sécrétion; puis la pâleur, le ramollissement et l'empâtement des membranes sécrétantes.

Ma conclusion à moi, a dit Broussais, c'est que le choléra est une maladie éminemment inflammatoire. L'inflammation qui la constitue attaque toute l'étendue de la surface interne du canal digestif, depuis la gorge jusqu'à l'anus.

Enfin M. Nonat, dans ses travaux sur l'épidémie de 1832, a cherché à démontrer que dans le choléra les granulations sont le caratère anatomique de la maladie; c'est sur elles que l'agent épidémique porte son influence principale; l'injection des vaisseaux ambiants n'est qu'un effet de l'éruption, et l'inflammation concomitente de la membrane muqueuse peut se montrer plus ou moins étendue, plus ou moins intense.

Que les altérations observées dans le tube digestif soient de nature inflammatoire, c'est ce que nous sommes loin d'admettre avec l'illustre chef de la doctrine physiologique. Qu'elles soient pathognomoniques de la maladie, c'est ce qui supporte encore moins la discussion. En effet, les lésions anatomiques observées dans les divers organes, et qui partout se manifestent sous forme d'infiltration sanguine, d'ecchymoses et de foyers congestionnaires, ces lésions, voulions-nous dire, sont parfaitement identiques; quant au liquide cholérique, on le rencontre jusques dans les capsules rénales, et il n'y a pas plus de raison pour localiser la maladie dans toute la longueur du tube intestinal que dans l'encéphale, les poumons ou quelque autre appareil que ce soit.

Ces altérations pathologiques ne sont d'ailleurs certainement pas inflammatoires. L'invasion du choléra s'accompagne d'un affaiblissement général, les fonctions du système nerveux se pervertissent; il semblerait qu'un des premiers effets du miasme délétère ou de l'agent épidémique à quel point de vue qu'on l'envisage, commençât par déterminer une stagnation désastreuse dans la circulation capillaire; d'où résultent des ecchymoses passives, des infiltrations asthéniques.

## CHAPITRE VI.

### CAUSES DU CHOLÉRA-MORBUS.

Nous laisserons de côté les influences telluriques qui ne sont appuyées sur aucune base positive. Il n'en est pas de même des phénomènes météorologiques que nous allons examiner avec soin. Il est infiniment probable que l'électricité joue un rôle très-actif dans la production du choléra. Au moment où, à Saint-Pétersbourg, l'épidémie sévissait avec le plus d'intensité, on a fait cette singulière remarque qu'il y avait neutralisation presque complète dans l'action du magnétisme, et que cette action est allée graduellement en augmentant de puissance à mesure que la maladie est entrée dans sa période décroissante. Un aimant qui d'habitude était assez fort pour soutenir un poids de quarante kilogrammes, en portait sept à peine, et le télégraphe électrique ne pouvait plus fonctionner. Les mêmes faits ont été observés à Rotterdam. Inaction complète du télégraphe électrique qui relie cette ville à Amsterdam. A Moscou, on a également remarqué que les appareils condensateurs retenaient moins sûrement l'électricité ; l'aiguille aimantée elle-même ne présentait plus l'inclinaison habituelle. Enfin, on a vu, soit en Orient, soit au centre de l'Europe, l'apparition ou la disparition du choléra accompagnée d'orages très-forts. M. Contour a signalé, du 27 septembre au 27 décembre 1849, quatre aurores boréales à une époque où ces météores apparaissent d'habitude plus rarement. Il a trouvé sur lui-même un phénomène curieux. Sa chevelure s'électrisait avec une facilité extrême. Quand il y passait le peigne, chaque dent en faisait jaillir une étincelle. Le même fait s'est confirmé sur beaucoup d'autres personnes.

Si on joint ces faits constatés par des observateurs du plus grand mérite à ces contractions spontanées, très-probablement de nature voltaïque, sur le cadavre de quelques individus morts du choléra, on ne peut se refuser à croire que le défaut d'équilibre entre le magnétisme terrestre et le fluide magnétique de l'atmosphère, entre pour beaucoup dans les éléments délétères de l'agent épidémique. Si l'on conteste la valeur théorique de notre assertion, que ce soit un défaut d'équilibre ou toute autre modification dans les courants électro-magnétiques, toujours est-il que ces variations frappantes de l'agent électrique ont une corrélation manifeste avec les causes de l'affection qui nous occupe. Les crampes atroces qui torturent les malades, d'une part; et d'autre part les contractions musculaires, même après le décès, sont une preuve, il nous semble, des anomalies apportées, tant dans la circulation du fluide nerveux, que dans les irrégularités des courants électro-magnétiques. On objecte que les faits ne sont pas établis par une expérimentation comparative concluante, et que l'on n'a pas cherché suffisamment, afin de reconnaître si en dehors des épidémies du choléra, dans d'autres temps et dans des conditions différentes, les mêmes accidents n'ont pas pu se montrer. Hâtons-nous de le dire, dans cet ensemble des agents de la nature, de leurs actions et réactions réciproques, il est impossible d'arriver à une démonstration absolue: c'est alors que l'art, cet instinct révélateur, doit venir en aide aux investigations purement scientifiques, plus certaines il est vrai, mais aussi beaucoup trop exclusives.

La déperdition que subissent les appareils de condensation, ou les conducteurs électriques, peut dépendre de circonstances locales, et particulièrement de l'humidité du milieu dans lequel se trouvent placés les appareils; mais rien ne prouve non plus que dans ce cas les appareils électriques ne soient de véritables électromètres qui donnent la mesure d'une sorte d'épuisement momentané de l'agent électro-magnétique. Supposons que la possibilité de cet épuisement soit admise, nul ne viendra nier, nous le supposons, que cet épuisement ne puisse avoir une action intense et directe sur l'économie du globe en général et du corps humain en particulier.

Les mouvements électriques des cheveux sur le vivant, et les étincelles qui en jaillissent, sont une preuve évidente d'une grande perturbation dans l'électricité atmosphérique. Personne n'ignore que l'étincelle électrique n'est autre chose que la neutralisation des fluides, autrement dit, l'effet de deux courants qui se mettent en équilibre. Nouvelle preuve en faveur de notre opinion. Le réservoir terrestre est tellement apauvri que l'électricité dynamique du corps humain, le fluide nerveux, excèdent en intensité le développement des courants émanés du globe ; l'équilibre tend incessamment à se rétablir : c'est ce qui explique les mouvements et les étincelles des cheveux du contact de la main ou des dents d'un peigne.

Mais les arguments sur lesquels nous nous appuyons de préférence et qui nous paraissent les plus convaincants, sont : la diminution de force des aimants, les déviations de l'aiguille, et les aurores boréales qui sont une des manifestations les plus considérables de l'état magnétique du globe terrestre. Le savant professeur de Halle a constaté que, depuis 1820, les aurores boréales sont redevenues beaucoup plus communes qu'elles ne l'avaient été durant les 20 années précédentes, et par une coïncidence sur laquelle nous ne saurions trop fixer l'attention des hommes de l'art, c'est à commencer de cette époque que le choléra a pris une extension inaccoutumée vers le nord et vers l'occident.

Quant à l'état hygrométrique de l'atmosphère, à Paris, on a remarqué que l'année qui précéda l'invasion de l'épidémie, a été plus humide que sèche, et plus chaude que froide. L'action des vents n'est pas moins digne de remarque ; on a observé que pendant le temps où le choléra décimait la population parisienne, le vent a été constamment nord et nord-est, et que les recrudescences de l'épidémie coïncidaient avec les mêmes courants atmosphériques.

Influences hygiéniques. — Un fait général, et qui ne souffre pas de controverse, est l'importance des conditions hygiéniques dans la production du choléra. A Londres, à Berlin, à Moscou, à Constantinople, à Paris, dans les rues larges, bien éclairées et bien aérées, la mortalité a été moitié moindre que dans les quartiers composés de rues étroites, sales et humides. Les lieux élevés, secs et découverts ont été généralement plus épargnés que les endroits enfoncés et marécageux. Cette règle a souffert quelques exceptions. On cite par exemple à Paris, telles rues sinueuses, pauvres, étroites et fangeuses, où le fléau a causé moins de ravages que dans la rue Cassette et la rue du Bac, si remarquables par leurs habitations la plupart salubres et bien construites. On n'en est pas moins unanime à reconnaître que le choléra a fait le plus grand nombre de victimes dans les maisons obscures, dans les rues basses que ne vient assainir ni l'action du vent ni celle du soleil. Les quartiers populeux et misérables ont presque partout été ravagés cruellement.

« Les foyers infects des paysans russes, dit « M. Tardieu, les caves des mendiants de Hambourg ou des malheureux ouvriers de la Belgique et de la Flandre française ; les bouges de « Londres, les cloaques infects des rues de la « Cité et du quartier de l'Hôtel-de-Ville de Paris, « ont été décimés par le choléra en 1831 et « 1832. »

« La même observation a été faite en 1848: « C'est dans les lieux où se trouve agglomérée « la population la plus pauvre de Constantinople, « les petits commerçants, les marins et les hommes de port ; c'est dans les plus pauvres habitations de la Hollande et de l'Angleterre ; c'est « dans les misérables cabanes des pêcheurs des « côtes de la mer du Nord et du Pas-de-Calais, « que la dernière épidémie s'est montrée la plus « meurtrière. »

Pour apprécier le rôle que jouent l'encombrement et le manque d'air, il suffit de rappeler ce qui s'est passé à l'hospice de la Salpétrière : un bon système de ventilation a suffi pour enrayer les progrès du choléra. Il en a été de même à Breslau. Des familles nombreuses étaient entassées dans des logements étroits et insalubres ; on les a disséminées dans des habitations plus saines, plus spacieuses ; une amélioration des plus grandes s'est montrée dans l'état sanitaire des individus soumis à des conditions hygiéniques meilleures.

De ces données il en résulte qu'il est de la dernière urgence, pour les populations des villes, et surtout des capitales, de pousuivre sans relâche les travaux d'assainissement et d'hygiène publique. Sous ce rapport, Paris peut être donné en exemple, car, depuis quinze années, nous l'avons vu vraiment changer de face. Les quartiers, où se reliait un réseau de rues étroites et boueuses, ont été, pour ainsi dire, percées à jour dans tous les sens. Les quais se prolongent sur les bords de la Seine, et des bornes-fontaines innombrables versent deux fois par jour sur tous les points de la ville, une eau limpide et salubre.

Il nous reste à dire un mot du régime alimentaire.

Régime. — Rien ne favorise à un plus haut degré le développement du choléra, que les privations qui résultent de la misère et la mauvaise qualité des aliments. Il en est de même des écarts de régime, des excès de table ; mais un des auxiliaires les plus puissants du fléau, est sans contredit l'usage immodéré des liqueurs fortes ; il ne le cède qu'aux suites désastreuses d'une alimentation insuffisante. Il faut également se défier des fruits verts, des boissons froides et des médicaments purgatifs ; on a vu ces derniers déterminer de véritables attaques de choléra. Pour ce qui est de l'alimentation insuffisante, on a remarqué chez les Musulmans que les époques de jeûne, toujours rigoureusement observées, ont constamment doublé les ravages de l'épidémie.

Si de tous les écarts de régime, l'ivrognerie est le plus redoutable, en revanche, la tempérance, une vie sage et bien réglée, en est le meilleur préservatif. Voici à ce sujet un fait qu'on est heureux de citer. Sur les rives du Volga, les frères Moraves habitent le bourg de Sorepta. Ils y vivent en commun, et l'intempérance en est absolument exclue; ces conditions excellentes pour le moral et pour le physique, les ont, à deux reprises différentes, sauvés des atteintes du fléau, et cela au milieu du foyer de l'épidémie.

Influences constitutionnelles et morales. Les relevés de la statistique n'ont pas montré de différence entre les deux sexes pour le nombre des individus frappés; il en est de même de l'âge, à partir de la septième année. Au-dessous de cette époque de la vie, on a observé une sorte d'immunité constante, et c'est de vingt-cinq à quarante-cinq ans, que le fléau semble choisir ses victimes. Les divers tempéraments n'ont compté pour rien dans les prédispositions. Mais on comprend sans peine que les constitutions épuisées par des maladies antérieures, ressentaient d'une façon plus prompte et plus funeste les effets de l'épidémie régnante. Cependant, cette règle est loin d'être basée sur des données bien certaines. On a vu au contraire les organisations les plus vigoureuses être comme foudroyées, tandis que des individus chétifs et débiles échappaient sans la moindre indisposition. Nous citerons entre autres singularités, la rareté des phthysiques, signalée par M. Contour, dans les hôpitaux de Moscou.

On serait tenté de croire que les individus

pusillanimes, dont le moral s'effraie aisément des ravages d'un fléau meurtrier, fussent plus exposés que les autres à en subir les atteintes. Si cette opinion s'est assez souvent trouvée justifiée, des exemples nombreux ont prouvé qu'elle doit être admise avec réserve, car d'après le témoignage de M. Ferrus, les aliénés n'ont pas été plus épargnés que les individus jouissant de toutes leurs facultés intellectuelles.

## CHAPITRE VII.

### NON-CONTAGION DU CHOLÉRA.

Nous touchons à l'une des questions les plus graves que puissent soulever les affections épidémiques. Le choléra est-il ou non contagieux ?

« Il est très-difficile, disent les auteurs du « *Compendium de Médecine pratique*, lorsqu'un « mal règne sous forme épidémique, de faire la « part de la contagion et de l'infection, pour ce « qui concerne la propagation. Suivant que les « médecins sont contagionistes ou anti-conta- « gionistes, ils se prononcent pour tel ou tel « avis; ils interprètent les faits de la manière la « plus favorable à leur opinion; et c'est en vain « que la science attend de vastes enseignements « de cette importante occasion d'étude. Le cho- « léra, qui naguères exerçait ses ravages parmi « nous, ne nous a pas éclairés sur le fait difficile « qui nous occupe, bien que dans sa marche, « dans son itinéraire, chacun ait puisé des argu- « ments en faveur de telle ou telle opinion. Il « semble ressortir de ces documents, suivant « nous, que la contagion et l'infection s'associent « fréquemment pour étendre les ravages épidémi-

« ques; que sous l'influence de l'infection, tel « mal qui originairement n'était pas contagieux, « devient tout à coup susceptible de se transmet- « tre par un contact médiat ou immédiat. »

Entre les contagionistes et ceux qui ne le sont pas, le point en litige repose sur une distinction très-délicate : l'infection et la contagion. Dans leur développement, il est manifeste que les maladies pestilentielles constituent des foyers qui s'étendent plus ou moins, soit de proche en proche, soit par une espèce de rayonnement successif. Or, lorsque les populations voient se déplacer ces foyers épidémiques, qu'elles envisagent avec épouvante leurs migrations de contrées en contrées, il est évident que l'idée de contagion est celle qui, de prime-abord, se présente à leur esprit. Et, sous ce rapport, quelques médecins ne se montrent pas plus sages, plus éclairés que le commun des hommes. A l'époque de la première invasion du choléra, la contagion avait, pour ainsi dire, force de loi, et les médecins les plus recommandables adoptèrent cette opinion comme une incontestable vérité. On ne songe pas, sans une émotion pénible, aux recommandations qui furent prescrites et aux mesures sanitaires que l'on crut indispensables dans l'expectative du fléau. Le Conseil des Hospices de Paris avait institué une commission médicale. Cette commission, quelques mois avant l'invasion du choléra, crut devoir proposer l'établissement de véritables lazarets où l'on aurait traité et séquestré les malade atteints de la peste. On alla jusqu'à vouloir marquer d'un signe particulier et très-apparent les maisons où il y aurait eu des cholériques, lequel signe y aurait subsisté huit jours encore après la mort ou la guérison du malade. Ces précautions qui, à elles seules, auraient suffi pour frapper les populations d'épouvante, et y entretenir le plus hideux des égoïsmes, celui de la peur, avaient été imaginées et suivies avec la dernière rigueur par quelques gouvernements. Disons-le, à l'honneur des médecins de tous les pays, aussitôt qu'ils se furent trouvés en face des nouvelles épidémies, leurs idées touchant la contagion se modifièrent promptement, et parmi ceux qui observèrent le mal de plus près, très-peu persistèrent dans leur opinion primitive.

Selon nous, il n'y a pas d'argument qui tienne contre l'évidence des faits. Une seconde invasion du choléra nous est survenue ; elle a suivi exactement le même itinéraire que l'épidémie de 1832. Or, toutes les quarantaines, cette fois, avaient été supprimées. La tentative était audacieuse. On allait juger expérimentalement si le fléau en serait accéléré dans sa marche, si ses ravages en seraient plus intenses; heureusement, la démonstration a été complète en faveur des anti-contagionistes.

La marche du choléra a été exactement la même qu'à l'époque où l'on a espéré l'arrêter ou la suspendre à l'aide des cordons sanitaires. Nous avons dit : heureusement, car l'idée de contagion inculquée dans l'esprit des peuples, est, selon nous, ce qu'il y a de plus pernicieux et de plus funeste. Autant vaudrait-il en revenir au fatalisme des Mahométans, que de mettre les citoyens en suspicion, en terreur les uns des autres, par l'extension d'une doctrine qui pousse à l'abandon des malheureux pestiférés.

Qu'on nous permette de rappeler sur cette matière l'opinion de Dupuytren : « Dans l'infec-
« tion, la cause première du mal est l'action que
« des hommes réunis et entassés dans des lieux
« bas, étroits, obscurs et malpropres ; que des

« substances animales ou végétales en décompo-
« sition exercent sur l'air ambiant. Les émanations
« dont l'air est chargé agissent sur l'homme à la
« façon, à la manière d'un gaz délétère..... Ce
« n'est pas ainsi que les choses se passent dans
« la contagion. Ici, la maladie une fois produite,
« n'a plus besoin, pour se propager, de l'inter-
« vention des causes qui lui ont donné naissance;
« elle se reproduit en quelque sorte par elle-
« même et indépendamment, du moins jusqu'à
« un certain point, des conditions atmosphéri-
« ques. Il se développe, au dedans de chaque
« malade, une espèce de *germe*, de *virus*, ou bien
« il se forme autour de lui une atmosphère chargée
« du principe de la maladie; et par l'intermédiaire
« de ce germe, de ce virus ou de ce principe, le
« mal peut se transmettre à d'autres individus. »

Une atmosphère chargée du principe d'une maladie, ou une atmosphère corrompue par une cause quelconque, nous semblent présenter à peu près le même caractère, et c'est une distinction plus subtile que satisfaisante entre l'infection et la contagion. Le plus rationnel, selon nous, serait de réserver la dénomination de contagieuses à toutes les maladies qui, telles que la rage, la gale, la syphilis, se communiquent par virus ou par contact. Quant aux miasmes charriés par l'atmosphère, qu'ils viennent d'un foyer d'infection ou d'un foyer pestilentiel, nous inclinons à en faire une catégorie à part, en ce qu'ils n'ont pas ce caractère presque fatal qui se rencontre dans le virus syphilitique ou rabique par exemple. Dans ce dernier cas, la prédisposition individuelle joue pour le moins un rôle aussi important que le principe délétère. C'est un effet mixte dont la véritable cause, l'action dominante nous échappe, et qu'il vaut tout autant laisser dans la classe des infections pures et simples. Nous renvoyons le lecteur aux considérations morales dont nous avons fait précéder ce chapitre. Si les doctrines des contagionistes amenaient des avantages pratiques, encore une fois, nous concevrions qu'on s'attachât à les répandre. Mais toutes les précautions du monde, au milieu d'un vaste foyer épidémique, ne servant qu'à démoraliser les populations, à leur inspirer une terreur funeste aux malades et à elles-mêmes, du moment qu'il y a doute, le devoir de tout homme de bien est d'incliner pour l'opinion qui s'accorde le mieux avec les intérêts d'une morale saine et bienfaisante.

Finissons par quelques exemples authentiques: A Saint-Pétersbourg, dans un hôpital temporaire du quartier de l'Amirauté, sur cinquante-huit infirmiers, un seul est tombé malade du choléra; encore avait-il eu l'imprudence, étant en sueur, de boire de l'eau froide; ce qui ne l'empêcha point de guérir. A l'hôpital de Moscou, sur cent vingt-trois employés, on a compté deux malades. A Kronstadt, sur deux cent vingt-huit employés soignant les cholériques à l'hôpital de la Marine, quatre seulement subirent les atteintes de l'épidémie. Enfin, au Bengale, sur trois cents officiers de santé, occupés sans relâche à porter secours aux malades frappés du choléra, il n'y en eût que trois attaqués et un seul qui ait succombé. On a remarqué également que dans l'intérieur des hôpitaux, où la pourriture dite d'hôpital, entraîne quelquefois de si grands ravages, le choléra n'a presque pas eu de prise sur les individus alités et atteints d'autres affections. Pendant tout le temps que Moscou est resté sous l'influence du foyer épidémique, il n'y a eu, dit M. le prof[r] Auvert, que deux individus frappés parmi ceux qui étaient venus pour des maladies étrangères au choléra.

Voilà des faits contre lesquels il est difficile de soulever aucun doute. Laissons donc dans l'ombre quelques cas exceptionnels d'origine incertaine. Redoutons que les populations trop accessibles à une contagion moins contestable, celle de la peur, ne s'en emparent pour les généraliser, et n'en prennent occasion de relever les lazarets si pernicieux pour la charité d'homme à homme; les quarantaines si funestes pour le commerce et les bons rapports de nation à nation.

## CHAPITRE VIII.

### DIAGNOSTIC DIFFÉRENTIEL.

Le diagnostic de l'affection qui nous occupe n'offre guères de ressemblance avec certaines maladies, que dans l'une ou l'autre de ses périodes. Ce sont : les irritations gastro-intestinales, la péritonite aigüe, les empoisonnements par les substances narcotico-âcres, l'indigestion grave, la peste et l'asphyxie par la vapeur du charbon.

Il n'est guères possible de confondre le choléra épidémique avec l'inflammation simple de la membrane muqueuse gastro-intestinale; mais où il y aurait danger véritable, ce serait de prendre pour les prodromes de gastro-entérite, les phénomènes précurseurs du choléra, entre autres la diarrhée par où débute cette terrible maladie. Les irritations gastro-intestinales qui proviennent d'une mauvaise alimentation, d'un changement brusque dans la température, ne sont pas généralement accompagnées de ces désordres profonds, cette prostration alarmante et ces troubles moraux qui sont le cortége habituel de l'invasion du choléra. Cette première période nous est toujours apparue avec des symptômes caractéristiques où ne se trompe guères le praticien exercé; nous voulons dire : l'état du pouls, la moiteur de la peau, la netteté, l'humidité, le peu de rougeur de la langue; une série de phénomènes nerveux qui donnent à la maladie une physionomie toute particulière. Il existe en outre dans les irritations gastro-intestinales un ensemble d'accidents purement inflammatoires qui rendent toute confusion impossible. Ce sont : la douleur locale, la rougeur et la sécheresse de la langue, la fièvre, l'accélération et la fréquence du pouls, qui ne s'observent point dans le choléra. Les formes mêmes les plus bénignes de l'épidémie offrent encore des accidents nerveux, des crampes et des évacuations caractéristiques. Nous insistons sur ces caractères, car il importe beaucoup que le médecin ne conserve aucune hésitation dans son pronostic, et sous ce rapport, nous partageons la manière de voir de M. le docteur Annesley, c'est une grande témérité d'attendre que le choléra se dessine d'une façon nette; en effet, le plus sage est de le prévenir, et bien heureux si dès le principe on réussit à le combattre.

On rencontre quelques points de rapport entre le choléra et la péritonite. Néanmoins, cette dernière n'éclate presque jamais d'emblée; elle reconnaît toujours pour cause quelque lésion traumatique, ou quelque inflammation du côté des organes utérins chez la femme. Il existe, il est vrai, des vomissements fréquents comme dans le choléra, mais les matières vomies consistent en des humeurs bilieuses, ou en des liqueurs ingérées dans l'estomac. Dans le choléra, l'abdomen est indolore; l'inflammation péritoréale au contraire détermine des douleurs superficielles excessivement vives; le ventre est tuméfié, balloné; dans le choléra, le ventre est comme rétracté, aplati avec une matité presque générale. Les symptômes qui, dans la péritonite, offrent le plus de ressemblance avec le choléra, sont l'extrême pâleur des téguments, la sueur froide qui les recouvre et le facies grippé, mais il ne s'y joint pas la coloration bleue des cholériques, ni cette physionomie morne et profondément absorbée qui frappe le médecin dès l'invasion du choléra. A ces signes différentiels nous pourrions en joindre d'autres, mais ceux que nous avons énumérés suffisent pour rendre toute méprise impossible.

Il y a de certains empoisonnements qui, survenus dans le cours d'une épidémie de choléra, ont pu jeter une grande obscurité sur le diagnostic, dans l'esprit du médecin appelé à soigner le malade. Nous citerons particulièrement l'empoisonnement aigü par l'acide arsénieux. On peut le confondre avec la forme grave du choléra épidémique, qui, dans certains cas, présente des vomissements, des déjections de couleur rougeâtre et sanguinolente. Ces deux états morbides ont un assez grand nombre de symptômes qui leur sont communs: les vertiges, les troubles des sens, l'abattement profond, le refroidissement général, la soif, les crampes, l'anxiété à l'épigastre et la *suppression de l'urine*. Cependant, l'empoisonnement par l'acide arsénieux offre quelques caractères tranchés et qui lui sont tout-à-fait propres. En général, les premiers accidents se montrent quelques temps après que le malade s'est ingéré dans l'estomac un breuvage, une substance alimentaire quelconques. La sensation dont les malades se plaignent avec le plus d'insistance, est une constriction opiniâtre à la gorge et à l'œsophage, constriction accompagnée de spasmes fréquents. Il manque en outre les deux signes pathognomoniques du choléra, la cyanose et l'aspect grumeleux, blanchâtre des évacuations. Néanmoins, la forme foudroyante, où, comme nous avons eu déjà occasion de le dire, le malade est emporté sans que les vomissements et les déjections aient eu le temps de se manifester; cette forme, encore une fois, ressemble à l'empoisonnement, et la distinction offre des difficultés réelles.

L'asphyxie par l'acide carbonique n'a d'autres symptômes communs avec le choléra, que l'état cadavérique qui est loin de constituer à lui seul tout ce qu'il faut pour caractériser une attaque de choléra épidémique.

Une indigestion violente qui, à son début, détermine par le haut et par le bas de fréquentes et abondantes évacuations, peut en venir au point de faire supposer les premières atteintes de la maladie régnante. Mais l'erreur se dissipe bientôt par l'absence de tous les autres phénomènes cholériques. Ce qui ne doit pas donner au médecin une sécurité trop grande, attendu la propension de toutes les irritations gastro-intestinales à dégénérer en choléra, sous l'influence du foyer épidémique.

## CHAPITRE IX.

### PRONOSTIC.

Nous croyons utile de fixer d'abord notre attention sur les conditions hygiéniques. Elles sont, pour le pronostic, d'une importance extrême. On concevra sans peine qu'une habitation humide et mal aérée, un régime insuffisant, les privations de la misère ou les écarts de conduite, tels que l'ivrognerie, la débauche, sont des circonstances on ne peut plus défavorables.

On tire également des conditions individuelles, de précieuses indications sur l'issue probable de la maladie. Les documents fournis par la statistique démontrent que le pronostic varie suivant l'âge des sujets atteints. L'enfance est moins accessible à l'action de l'épidémie qui, en revanche, s'y développe avec un caractère beaucoup plus meurtrier. Il en est de même de la vieillesse. L'adolescence et la jeunesse résistent le mieux aux ravages de la maladie, dont les caractères généraux ne semblent pas varier notablement chez les femmes et chez les hommes. Ces derniers, néanmoins, en ont souffert un peu plus : différence qui s'explique, du reste, par les excès de tout genre et d'ivrognerie surtout qui, dans une certaine classe de la société, se rencontrent plus communément chez les hommes que chez les femmes.

Pour ce qui regarde l'état de la constitution, il est bien évident que son influence agit sur le choléra comme sur toutes les maladies graves. Mais des circonstances plus funestes encore, sont l'abattement et la crainte de mourir ; elles aggravent singulièrement la marche des accidents morbides, et peuvent amener l'issue la plus funeste.

Nous devons signaler aussi la grossesse, complication de mauvais augure. D'abord il est bien rare que le choléra n'amène pas l'avortement, et un fait digne de remarque, c'est que l'accouchement détermine quelquefois une crise favorable. Nous avons eu lieu d'observer le fait dans notre propre clientèle. Nous fûmes appelé près d'une jeune femme enceinte de sept mois et demi : le choléra était parvenu à la période algide ; nous fîmes usage d'embrocations, avec un mélange d'éther et de térébenthine, dont nous parlerons plus longtemps vers la fin de ces études ; l'accouchement, provoqué par la fréquence des déjections alvines, s'acheva en quelques heures; l'enfant qui fut expulsé était mort; une cyanose intense ne permettait pas de se méprendre sur la nature de l'affection qui l'avait frappé jusques dans le sein de sa mère, et celle-ci, au bout de quelques heures, marchait rapidement vers la guérison.

M. le docteur Tardieu cite également une femme grosse de six mois et demi qui fut prise avec une grande violence des premiers symptômes du choléra: la réaction commençait à s'opérer franchement, lorsque, après quarante-huit heures, les douleurs de l'enfantement se firent sentir, et cette femme accoucha d'un enfant mort cyanosé. Aussitôt après la délivrance, les symptômes du choléra, qui avaient débuté d'une manière si intense, cessèrent complètement, et, la malade, qui depuis n'a rien ressenti, dit elle-même que l'accouchement l'a préservée de la mort.

Quant aux signes tirés de la forme et de la marche de la maladie, il y a, dans la nature des accidents et leurs différentes périodes, une série de signes sur lesquels on peut baser très-utilement le pronostic.

Lorsque le mal est combattu dès le principe, tant par un régime convenable que par une médication rationnelle, le choléra peut disparaître dès sa première période. Il ne faut pas non plus négliger de s'enquérir de l'existence ou de l'absence des phénomènes précurseurs. Lorsqu'ils manquent, on doit redouter que la maladie dont l'invasion est si brusque ne soit plus grave et plus rapide; et en second lieu, comme on n'a pas été à même de soigner les prodromes, il s'ensuit naturellement qu'on n'a pu faire usage des moyens capables d'arrêter la maladie à son début.

Si le choléra en est à sa deuxième période, il est plus difficile de le combattre; cependant, quand le malade ne se trouve pas dans des conditions individuelles par trop mauvaises, il est encore possible, même avec la médication ordinaire, d'obtenir une résolution plus ou moins prompte.

A la troisième période, le pronostic devient excessivement grave; la guérison n'est possible que par la réaction. C'est ici que les révulsifs sur une large surface des téguments provoquent dans toute l'économie ce mouvement de vitalité, dont il importe alors de limiter convenablement les effets, mais que nous avons vu, neuf sur dix, amener une guérison inespérée.

Au début de la période cyanique, dit M. Gendrin, lorsque les extrémités des doigts, le pourtour de l'orbite, sont seuls légèrement bleuâtres, et que le pouls, quoique vif et concentré, se sent facilement à l'artère radiale, on guérit encore le plus grand nombre des malades. On a même cité quelques faits de guérison obtenue, à cette période de la maladie, par les seuls efforts de la nature, sans l'intervention des moyens de l'art; il faut convenir qu'ils sont extrêmement rares, et qu'il y aurait témérité à compter constamment sur l'aide de la nature en pareils cas. Toutes les fois que la période phlegmorrhagique a été longue, et que la période bleue est à son début, la réaction s'obtient facilement; elle est fort difficile, au contraire, si la période phlegmorrhagique est rapide, et surtout si elle semble se confondre avec la période bleue, comme on a eu de fréquentes occasions de le constater au commencement de l'épidémie.

A ces considérations dont nous avons été à même de vérifier la justesse, nous ajouterons qu'un des meilleurs pronostics est ce que nous appellerons une marche régulière de la maladie, c'est-à-dire, la succession normale de ses périodes, et surtout l'évolution franche et complète de la période de réaction. Quand, au contraire, après un début de réaction qui semblait s'annoncer favorablement, reparaissent des accidents d'algidité et de cyanose, c'est un pronostic presque aussi funeste que la prolongation démesurée de la période algide, qui entraîne après elle cette espèce d'asphyxie lente, symptôme presque inévitablement mortel.

Toutes les fois que nous avons vu pendant la réaction la diarrhée persister à un état modéré, avec déjections de matières pultacées, empreintes d'une odeur fécale bien franche, nous en avons bien auguré pour nos malades. Il n'en était pas de même quand les déjections étaient fétides, sanguinolentes. Au nombre des symptômes fâcheux, nous n'hésitons point à ranger ces urines crues, qui, dans la période de réaction, viennent quelquefois très-abondamment; nous préférions de beaucoup rencontrer les urines colorées, imprégnées d'une odeur forte, même troubles et en petite quantité. Mais si dans cette même période, nous trouvions le malade dans un état de prostration profonde, courbaturé et somnolent, avec la peau sèche, la sécrétion urinaire supprimée, la langue et les extrémités refroidies, nous perdions toute espérance de sauver le malade. Nous ne redoutions pas moins les complications cérébrales et typhoïdes.

Pour nous résumer, nous placerons sous les yeux du lecteur ce tableau tiré de l'ouvrage de M. le docteur Tardieu: La persistance et l'extrême violence des crampes, des vomissements et l'imminence d'asphyxie; la suppression complète de l'urine, les selles continuelles et involontaires, la décomposition rapide et profonde des traits; l'affaissement du globe de l'œil, le plissement et la dessication de la cornée; l'abaissement trop considérable de la température du corps, sont des signes extrêmement défavorables: les deux derniers surtout peuvent être considérés comme annonçant une terminaison inévitablement funeste. On doit, au contraire, considérer comme très-heureux, la cessation et la diminution graduelle des crampes et de la cyanose; le retour de la physionomie, de la voix, de la chaleur, de l'urine et des selles normales.

Le pronostic paraît devoir varier suivant l'époque à laquelle est parvenue l'épidémie. L'épidémie n'est pas, à beaucoup près, aussi meurtrière dans sa période de déclin que dans sa période d'accroissement. Cette règle souffre néanmoins des exceptions. On a vu la maladie se soutenir avec la même gravité jusqu'au terme de l'épidémie et se manifester même au déclin sous la forme la plus meurtrière: la forme foudroyante.

## CHAPITRE X.

### TRAITEMENT PROPHYLACTIQUE.

C'est un axiome connu en médecine que le nombre des moyens thérapeutiques est en raison de l'impuissance de l'art, et cela s'explique sans peine; les médecins, dans leur pénible anxiété, vont sans cesse à la poursuite de l'agent curatif qui leur échappe. Du reste, le choléra a cela de commun avec toutes les épidémies qui sévissent contre de nombreuses populations. Le typhus, la peste, la fièvre jaune, la scarlatine, la rougeole ne se montrent pas moins rebelles aux efforts et aux recherches de la science. Quant au choléra, l'esprit se perd au milieu des médications, des recettes sans nombre qui furent tour à tour préconisées et abandonnées. La méthode à la fois la plus sage et la plus efficace, consiste à se rendre compte des indications particulières qui peuvent se présenter et qui doivent servir de régulateur à la thérapeutique. De cette façon, on peut affirmer sans crainte qu'on se trouve à même de combattre les accidents même les plus graves, et que bien des malades, qui, abandonnés aux seules ressources de la nature, eûssent infailliblement succombé, sont redevables de la vie aux efforts éclairés du médecin.

Est-il en notre pouvoir, par des remèdes certains, de soustraire tous les individus qui réclament nos soins, à l'agent morbide qui les baigne pour ainsi dire, et auquel rien au monde ne peut les soustraire complètement? Non, sans doute. Alors quel est le devoir qui nous reste à remplir? Dérober les populations aux causes prédisposantes du principe épidémique, ou bien combattre, symptôme à symptôme, les accidents qui se manifestent, quand la nature du mal nous échappe; ce qui divise le traitement en deux sections bien tranchées: le traitement prophylactique et le curatif. Occupons-nous d'abord du premier.

S'il pouvait rester, en fait de mesures préservatives, quelques doutes dans l'esprit du lecteur, sur l'opportunité des lazarets et des quarantaines, nous croyons qu'il serait difficile de répondre aux faits concluents que la science possède à cet égard. Nous ne citerons que ceux-ci : à Neidenbourg, on prend d'abord les mesures les plus sévères pour empêcher toute admission d'individus contaminés : il meurt d'abord cent-cinquante malades sur deux cent-dix , dans l'espace de cinq jours; on lève les séquestres, il ne meurt plus que cinquante-sept personnes sur cent-trente-quatre malades. A Ubing, le séquestre est établi pendant les quatorze premiers jours, durant lesquels on ne compte pas moins de cent-cinquante malades; on le lève, et pendant les quatorze jours suivants, on en trouve moins de la moitié. A Dantzick, les mesures sont plus strictes, plus multipliées que nulle part ailleurs ; on établit un cordon sanitaire hors de l'enceinte, un autre sur le port; on installe un lazaret, on séquestre les maisons infectées, et, finalement, il meurt mille-dix individus sur mille trois cent quatre-vingt-sept malades, etc., etc. (*Compendium de Médecine pratique*.)

Les auteurs du savant recueil que nous avons déjà eu occasion de citer, partagent notre manière de voir sur la terreur que de pareilles mesures répandent dans la population, et qui sont plus propres à exaspérer la violence du mal qu'à préserver de ses effets.

Pour ce qui concerne les individus, la première recommandation à faire est d'éloigner les causes prédisposantes et occasionnelles de la maladie. Il importe de choisir une habitation saine, dont les appartements soient élevés, spacieux, bien exposés, bien aérés. La nourriture qu'il faut préférer se compose de viandes de bœuf, de mouton, de veau, de volaille ; de poisson frais, tels que le turbot, la sole, la limande, etc.; des légumes herbacés bien cuits et préparés avec du jus de viande. Il faut, en général, se défier des fruits, à moins qu'ils ne soient bien murs, apprêtés en compote, et encore n'en faut-il user que sobrement. Nous conseillons également l'usage modéré du vin, avec moitié ou deux tiers d'eau; l'usage du thé, du café à la crême, quand on en a contracté l'habitude. La première règle de conduite est de ne faire d'excès en aucun genre. Il est aussi des aliments dont la prudence ordonne de s'abstenir : ce sont les légumes farineux, le laitage, les pâtisseries, les glaces, la charcuterie et les liqueurs fortes ; en un mot, tout ce qui peut être irritant ou indigestible, et qui par cela même est capable de provoquer la diarrhée.

Si les négligences de régime sont redoutables, les précautions excessives ne le sont pas moins. Ainsi, lorsque le régime habituel n'a rien qui puisse altérer les régions organiques, il faut bien se garder d'y apporter aucun changement.

Nous avons toujours recommandé à nos clients la marche, la promenade, l'exercice musculaire, et ils s'en sont bien trouvés. Les distractions qui entretiennent l'esprit dans une disposition favorable ne sont pas moins nécessaires. Les idées tristes, les émotions pénibles sont pernicieuses. Cependant, il faut se garder de rechercher les réunions nombreuses, les représentations dramatiques, par exemple ; tous les endroits où la foule s'accumule sont en général remplis d'un air vicié qui, aux époques d'épidémie, favorise l'action des miasmes délétères. Les hommes de cabinet doivent modérer leurs occupations. Les travaux de tête amènent dans le système nerveux des fatigues et des perturbations dont les suites ont été plus d'une fois désastreuses.

En tout temps, les excès secrets sont redoutables, à plus forte raison aux époques d'épidémie. Ils énervent les facultés morales, et c'est vis-à-vis d'un fléau aussi cruel que l'homme a besoin de toute la fermeté de son âme, de toute la vigueur de son esprit.

Aux préceptes d'hygiène, on est porté à joindre

certains moyens prophylactiques qui frappent davantage l'esprit du vulgaire, parce qu'ils sont inusités. Telles sont les substances odoriférantes comme le vinaigre et le camphre; on s'imagine qu'une atmosphère, surchargée d'odeurs fortes, en reçoit la propriété de chasser les miasmes insaisissables qui sont répandus dans l'air. La plupart du temps, ces moyens funestes à la santé n'ont qu'un résultat, celui de déterminer des accidents réels, des céphalalgies, des migraines, des vomissements. On a cru aussi trouver de grandes vertus préservatives dans les fumigations guytonniennes faites avec le chlore, le chlorure de chaux, le chlorure de sodium. L'expérience est venue démontrer que ces exhalaisons dénaturant l'air des habitations plutôt que de l'épurer, entraînaient des accidents graves, de la toux, des angines inflammatoires, et que, particulièrement nuisibles aux personnes faibles de poitrine, elles ne les mettaient même pas à l'abri de l'agent épidémique. De tous ces moyens extérieurs, le plus simple et le plus efficace est encore une ceinture de flanelle enveloppant, à même la peau, les reins, les parois de l'estomac et de l'abdomen jusqu'aux hanches. Cette précaution toute hygiénique préserve des variations de température les organes digestifs, et comme ce sont eux, avant tout, qu'il est urgent de maintenir dans l'état normal, l'emploi de ces ceintures ne saurait être trop recommandé.

## CHAPITRE XI.

### TRAITEMENT CURATIF. — PRODROMES.

Une vérité dont nous voudrions convaincre tous les médecins, et que nous voudrions encore propager parmi les gens du monde, c'est l'extrême importance que l'on doit attacher aux prodromes du choléra. Une quantité innombrable de victimes eût peut-être échappé au fléau, si on les eût saignées en temps opportun. Lorsque règne une épidémie aussi meurtrière, il n'y a pas de petite indisposition, et c'est une grande témérité de négliger un malaise en apparence insignifiant. Les moyens les plus simples suffisent, la plupart du temps, pour en débarrasser le malade; et si l'on n'y apporte pas de remède, c'est souvent une cause prédisposante qui amène une prompte explosion du choléra. Un préjugé assez généralement répandu, consiste à ne s'inquiéter que des troubles qui surviennent du côté des voies digestives, et principalement des inflammations intestinales suivies de diarrhée. Mais les prodromes sont loin de s'annoncer toujours de cette manière; ils ont quelquefois une série de désordres tout différents: c'est un abattement inexplicable, des vertiges, des céphalalgies sourdes et autres accidents nerveux qui se manifestent sous des formes diverses.

Lorque le ventre est douloureux, les intestins embarrassés; que la digestion se fait péniblement et avec lenteur; que la bouche est mauvaise, la langue chargée d'un enduit saburral, il est urgent de couper court aux accidents qui pourraient survenir en prescrivant au malade quelques bains et un purgatif salin avec un régime doux et modéré, et même la diète au besoin.

Lorsqu'il existe des coliques, des borborygmes et de la diarrhée, surtout au sortir de chaque repas, on ordonne au malade de s'aliter, on le met à la diète, la plus sévère. Si le sujet est de constitution bilieuse ou hémorrhoïdaire, il est très-avantageux de recourir aux sangsues appliquées à l'anus. On maintient des cataplasmes sur le ventre, et l'on prescrit également l'usage des bains entiers. Nous nous sommes bien trouvé des lavements d'amidon et de têtes de pavot. Nous avons recommandé aussi les boissons féculentes, à savoir: la décoction de riz ou de salep. Nous avons vu rarement la diarrhée résister à cette médication, qui, si elle était insuffisante, pourrait très-bien être remplacée par l'emploi de quelques substances astringentes telles que le cachou, le ratanhia et le sous-nitrate de bismuth.

Il se rencontre aussi quelquefois des cas où les prodromes qui dominent sont une gastralgie causée par l'atonie des forces digestives, ou d'une alimentation insuffisante. Il nous fût presque toujours facile de combattre ces accidents par l'usage des toniques, de la viande, des bouillons et du vin pris en petite quantité, mais associé à certaines préparations amères et toniques, par exemple la rhubarbe, la décoction de gentiane et de camomille.

On ne doit pas, bien entendu, soigner de la même manière les prodromes de la seconde catégorie, tels que vertige, état nerveux, courbature, affaiblissement musculaire. Mais il n'importe pas moins de combattre au plus vite les accidents dès leur première manifestation. Le malade devra cesser tout travail, on lui pratiquera une et même deux saignées à un court intervalle, s'il est robuste et s'il présente les apparences de la pléthore. Si, au contraire, le sujet est faible et débilité, on recourra soit à des affusions d'eau chaude, soit au bain tiède, suivi de frictions avec de la flanelle. On prescrira le repos, une boisson diaphorétique, telle que le thé, l'infusion de menthe ou de mélisse, en un mot tous les moyens propres à favoriser la transpiration.

Si le pouls est développé et fréquent, si la

céphalalgie est intense, si des vertiges, des bourdonnements d'oreille s'y associent; si la chaleur de la peau est augmentée, si la soif paraît vive, si le malade se plaint d'un sentiment de chaleur dans le ventre, l'application de dix, quinze ou vingt sangsues à l'anus, est parfaitement indiquée; cette émission sanguine doit être proportionnée à la force du sujet, à la gravité des accidents morbides. Si la diarrhée persiste avec intensité, si les selles deviennent séreuses, avec quelques grumeaux blanchâtres, il faut leur opposer des lavements mucilagineux avec une décoction de riz, de la gomme adragant, de la thériaque ou du diascordium. On peut substituer à ces derniers moyens, le laudanum de Sydenham, à la dose de douze à quinze gouttes, ou l'extrait gommeux d'opium (dix centigrammes). Ces lavements sont administrés par quart, de deux heures en deux heures, jusqu'à cessation de la diarrhée. Si quelques nausées surviennent, si le malade se plaint de quelques tranchées, on peut en même temps prescrire une potion antispasmodique comme celle-ci, par exemple :

| | | |
|---|---|---|
| Eau distillée de tilleul . . . . . | 120 | grammes. |
| Eau distillée de menthe . . . . | 15 | id. |
| Laudanum de Sydenham . . . . | 10 | gouttes. |
| Teinture de cachou. . . . . . . | 4 | grammes. |
| Sirop de gomme . . . . . . . . | 30 | id. |

Parfois, les crampes viennent encore compliquer ces phénomènes; elles s'accompagnent de frissons vagues et sont assez intenses pour éveiller l'attention du médecin; il faut y porter remède avec le baume de Fioraventi, l'alcoolat de mélisse ou un liniment sédatif :

| | | |
|---|---|---|
| Teinture d'opium . . . . . . | 10 | grammes. |
| Huile de jusquiame . . . . . | 30 | id. |
| Huile de camomille. . . . . . | 30 | id. |

On peut encore dans la circonstance recourir à l'emploi d'un bain général chauffé à 30 ou 35° Réaumur. MM. Delaberge et Monneret conseillent aussi ce moyen.

On peut voir quelle importance les auteurs attachent au traitement des prodromes; combien sont variées les médications qu'ils proposent. Souvent ces phénomènes précurseurs ne diffèrent que par une intensité moindre de la première période proprement dite. Il faut se garder néanmoins d'attendre que celle-ci se dessine plus nettement, car lorsqu'on porte remède aux prodromes en temps opportun, on peut faire avorter la maladie avant même qu'elle n'éclate. L'absence de prodromes en est d'autant plus funeste, puisqu'elle prive le malade de cette chance de salut qui est assurément la moins hasardeuse.

Après les prodromes qui se confondent la plupart du temps avec la première période, car, comme chacun sait, la marche du choléra est si rapide qu'elle ne comporte guères les divisions théoriques nombreuses, il existe quelquefois avant la période algide proprement, une phase qui se caractérise par un écoulement abondant de liquides par les orifices supérieur et inférieur du tube digestif. « La langue est large, blanchâtre, humide, plate ; les lèvres s'amincissent et s'appliquent sur les dents ; le mucus buccal diminue, la salive est sécrétée en moindre abondance ; le malade se plaint de sécheresse à la gorge ; la soif est vive, ardente, insatiable ; la déglutition se fait bien ; il n'y a pas d'appétit, il existe une sensation d'ardeur et de chaleur très-vive, une sorte de crampe qui occupe la région de l'estomac ; ce viscère semble subir une compression continuelle, les nausées se renouvellent à tout moment, etc. » (*Compendium de Médecine pratique.*)

Ces accidents sont très-graves et se succèdent avec une grande rapidité. Il n'y a pas de temps à perdre, il est urgent de recourir à une médication énergique. Quand le sujet était jeune et que le pouls était plein, résistant, nous nous sommes quelquefois bien trouvé d'une saignée du bras. Il faut y ajouter les moyens que nous avons déjà énumérés plus haut ; les lavements mucilagineux, avec la décoction de riz, additionnés de dix ou quinze gouttes de laudanum de Sydenham ; les frictions avec le baume de Fioraventi. S'il y a complication de spasmes nerveux, on peut appliquer un large vésicatoire à la région épigastrique qui a l'avantage de permettre l'absorption, par la méthode endermique, de certaines substances qui ne seraient pas supportées par l'estomac.

## CHAPITRE XII.

### TRAITEMENT CURATIF. — PÉRIODE ALGIDE.

Jusqu'à présent nous avons vu prédominer les accidents nerveux, les spasmes, les crampes et les phénomènes sécrétoires, déjections alvines et vomissements. Dans un laps de temps qui n'est que trop rapide, surtout dans les premiers jours de l'invasion épidémique, on ne tarde pas à voir le malade se refroidir et prendre une teinte bleuâtre plus ou moins générale. Le sang épaissi, coagulé, semble suspendre sa marche dans les vaisseaux ; le système veineux, surtout, tombe dans une stagnation profonde. C'est alors qu'il faut prendre une médication tout opposée. Il n'est plus question de combattre des accidents de nature plus ou moins inflammatoire : c'est aux préparations excitantes qu'il faut recourir, afin de stimuler énergiquement toutes les forces vitales à demi éteintes. Pour notre propre compte, nous nous en sommes trop bien trouvé pour que nous ne les recommandions pas à l'attention de nos confrères, à la reconnaissance du public. Mais, avant d'arriver à ce traitement, le plus simple de tous peut-être, nous allons passer en revue les divers moyens recommandés par les auteurs. Voici comment s'expriment MM. Delaberge et Monneret, dans leur ouvrage si fort apprécié du monde médical :

« L'usage des préparations excitantes a été généralement préconisé. Les infusions chaudes de menthe, de camomille, le vin de Malaga, une sorte de punch ainsi composé : un litre d'infusion de camomille, soixante grammes d'alcool, un citron et du sucre (Magendie), l'infusion de café (Bouillaud, Gendrin), quinze grammes de racine d'arnica associée à un centigramme de noix vomique (Récamier), des potions stimulantes très-variées dans leur composition, le galvanisme (Bally, Pravaz), le sulfate de quinine à des doses plus ou moins considérables (Clément, Alibert, Bally), des frictions stimulantes de toute nature, tantôt avec soixante grammes d'alcool camphré et deux grammes de teinture de cantharides (Honoré), tantôt avec un mélange à parties égales de baume de Fioraventi et d'alcool vulnéraire (Gendrin), parfois avec une décoction concentrée de moutarde, animée par une certaine quantité d'alcool (Dupuytren), avec un mélange de trente grammes d'essence de térébenthine et de quatre grammes d'ammoniaque liquide ; des sinapismes promenés sur les membres, des vésicatoires appliqués sur des surfaces plus ou moins larges (Gerdy), des frictions énergiques et rubéfiantes sur la colonne vertébrale (Petit), des bains de vapeurs, des fumigations aromatiques (Broussais), les affusions froides (Récamier, Pigeaux), des boules d'étain remplies d'eau, placées dans le lit des malades ; des sacs distendus par du sable chaud, et une foule d'autres moyens encore ont été employés en vue de produire la réaction. Tantôt ils la rendaient trop violente et éveillaient des accidents de congestion et d'irritation phlegmasique ; tantôt ils manquaient leur effet parce que leur action n'était ni assez prompte ni assez énergique ; quelquefois on n'en fit aucun usage, les malades prirent de la glace purement et simplement, ou des boissons glacées, ce qui n'empêchait pas la réaction d'avoir lieu. Nous avons déjà vu le choléra deux fois, et nous sommes arrivé à cette conclusion au sujet des médications à employer dans la troisième période de cette maladie (*période algide*). Si l'individu atteint est robuste ; si le mal a marché rapidement chez lui ; si, dans les premières périodes, les émissions sanguines n'ont pas été employées, il faut s'en tenir à l'usage de la glace donnée en petite quantité à chaque fois, pour étancher la soif ; il faut, par un bain chaud peu prolongé, rappeler la chaleur à la périphérie, et attendre la réaction. Si l'individu atteint est d'une constitution délicate ; s'il a été épuisé par de longues souffrances et par des évacuations abondantes ; s'il a été soumis à un traitement par les saignées, il faut recourir aux excitants diffusibles, comme une infusion de menthe, de thé, de camomille ; faire quelquefois usage d'un peu de vin de Malaga, ou de toute autre liqueur alcoolique que l'on administre par cuillerées à bouche, de demi-heure en demi-heure ; rappeler la chaleur vers les membres par des sachets remplis de sable chaud à la température de 30 ou 40°, qui se moulent en quelque sorte d'après la configuration des membres ; faire tous les quarts-d'heure, et pendant trois minutes seulement, des frictions sur les membres avec une teinture alcoolique comme le baume de Fioraventi, et attendre patiemment la réaction. Il ne faut pas croire qu'en multipliant les agents thérapeutiques; qu'en ingérant dans l'estomac ou dans le rectum une foule de substances médicamenteuses qui sont bientôt rejetées par les selles ou par les vomissements; qu'en fatigant les malades par des pratiques généralement douloureuses, on obtienne davantage de la nature. L'organisme prend son temps dans chacune des manifestations qu'il fournit; c'est en vain que nous voulons le brusquer dans les opérations auxquelles il se livre: nos tentatives à cet égard sont plutôt capables de les entraver que d'accélérer leur marche. »

Dans les Indes, un des médicaments qu'on emploie le plus universellement contre les accidents les plus redoutables du choléra, est l'opium. Mais pour qu'il soit efficace, il faut, disent les médecins du pays, le porter à des doses considérables. Voici la formule que nous a transmise un missionnaire français, et qui, aujourd'hui encore, est très-usitée au Bengale.

| | |
|---|---|
| Laudanum . . . . . . . | 80 gouttes. |
| Eau-de-vie . . . . . . . | 1 verre. |
| Huile de castor. . . . . | 2 cuillerées. |

à prendre en une seule fois ou par fractions, et à de courts intervalles.

Il y a telle ville de l'Inde où, dans chaque maison, on garde une provision de cette mixture en réserve, afin qu'on puisse combattre le mal dès ses premières atteintes. Souvent même on se contente de prendre un verre de vin de Bordeaux dans lequel on mélange un tiers de laudanum et deux tiers d'eau-de-vie. Le choléra offre cela de particulier qu'il augmente, pour l'opium, la tolérance au-delà de tout ce que, dans nos habitudes thérapeutiques, nous pourrions imaginer. Ainsi, dans l'Inde, on ordonne jusqu'à vingt grammes de laudanum. Il est d'observation qu'à dose plus faible, cet agent perd beaucoup de son efficacité. Le mode d'administration le plus avantageux est de le donner à de courts intervalles, souvent et par petites fractions. C'est un moyen sur lequel, du reste, nous faisons nos réserves.

Nous ne parlerons pas du sous-nitrate de bismuth qui a fait quelque bruit dans l'épidémie de 1831, en Sologne. Le docteur Léo, promoteur de cette médication, le faisait prendre de deux heures en deux heures, soit seul, soit associé à une égale quantité de rhubarbe. La dose était de quinze centigrammes. Ce médicament, qu'on avait proclamé d'abord comme une sorte de spécifique, n'a point répondu aux espérances qu'on avait fondées sur lui.

Nous ne porterons pas le même jugement sur le poivre cubèbe. Expérimenté d'abord par M. le docteur Carguet, on a constaté que cette substance faisait cesser, avec une promptitude surprenante, les symptômes les plus terribles, et n'était point suivie d'une réaction trop forte. Voici comme l'habile praticien que nous venons de nommer l'employait :

| | |
|---|---|
| Poivre cubèbe . . . . . | 1 gramme 1/2. |
| Eau froide . . . . . . . | 60 grammes. |

Il y joignait quelquefois la cannelle et le poivre de Cayenne, et renouvelait la dose quand la première avait été rejetée. Il l'administrait aussi en lavements, dont voici la formule :

| | |
|---|---|
| Cubèbe . . . . . . . . | 2 grammes. |
| Faites infuser dans décoction d'amidon. . . | 100 id. |

Un médecin français, au service du gouvernement américain, le docteur Chabert, a cru devoir utiliser les propriétés d'une liane de la famille des synanthérées, le guaco. Il en a obtenu une réaction salutaire; il faisait boire de petites tasses de la décoction suivante :

| | | |
|---|---|---|
| Guaco, tige . . . . . . . | 8 | grammes. |
| Id. feuilles . . . . . | 2 | id. |
| Eau . . . . . . . . . | 6 à 700 | id. |

à prendre toutes les demi-heures.

Que dirons-nous du hachisch, dont M. le docteur Willemin, envoyé en Egypte pour observer le choléra, a expérimenté les effets curatifs sur lui-même? Cette substance, dont les Orientaux font un abus si déplorable, peut en effet répondre à quelques unes des indications du choléra. On conçoit qu'au moment où le système nerveux est plongé dans une sorte de stupeur, et que par le fait les fonctions perdent toute leur activité, le hachisch qui excite si promptement et si fortement les appareils du système nerveux, les ranime par une impulsion aussi prompte qu'énergique. M. Willemin l'employait à la dose de dix à trente gouttes de la solution alcoolique. Elles contiennent de cinq à quinze centigrammes du principe actif.

Nous ne parlerons pas du chloroforme qui serait un excellent moyen de soustraire le malade aux douleurs atroces des spasmes nerveux, et, qu'on nous passe cette expression un peu vulgaire, de gagner du temps, si cette substance n'avait pas une action directe sur le cœur dont elle paralyse les forces vitales. Il est évident que la cause du choléra, quelle qu'elle puisse, a déjà trop de tendance à jeter le malade dans la stupeur et la prostration, pour qu'on recourre impunément à un pareil moyen.

L'huile de naphte, fameuse parmi les Cosaques contre les atteintes du choléra, ne justifie guères non plus la renommée qu'on lui accorde. Elle entre dans la composition de l'élixir de Vorone ; dont M. Contour a pris lui-même la formule dans son expédition médicale en Russie, lors du choléra :

| | | |
|---|---|---|
| N° 1. | Camphre . . . . . . . . . . | 8 grammes de chaque. |
| | Sel ammoniac . . . . . . | |
| | Huile de naphte . . . . . | |
| | Essence de thérébentine . | |
| | Acide azotique . . . . . . | |
| | Poivre de Turquie . . . . | 2 id. |
| | Vinaigre . . . . . . . . . . | 200 id. |
| | Eau-de-vie de graines . . | 2 litres. |

| | | | |
|---|---|---|---|
| N° 2. | Sel ammoniac . . . . . . . | 40 | grammes. |
| | Huile de naphte . . . . . . | 25 | id. |
| | Huile d'olives . . . . . . . | 40 | id. |
| | Acide azotique . . . . . . . | 25 | id. |
| | Nitrate de potasse . . . . . | 50 | id. |
| | Poivre de Turquie . . . . . | 50 | id. |
| | Menthe anglaise . . . . . . | 250 | id. |
| | Vinaigre . . . . . . . . . . . | 500 | id. |
| | Eau-de-vie de graines . . . | 2 | litres. |

Pour achever l'énumération des moyens internes, nous devrions parler de l'éther et de l'ipécacuanha dans les propriétés desquels nous avons une foi entière; mais, nous nous proposons d'en parler d'une façon toute spéciale, à propos du traitement que nous avons mis en usage dans notre propre clientèle, et dont nous avons obtenu les effets les plus satisfaisants.

Voici une note que nous extrayons d'un journal politique.

« On annonce qu'un missionnaire français,
« établi dans le Laos-Amaniste, vient de découvrir une plante qui est un excellent spécifique
« contre le choléra. Cette plante, qui croît dans

« la partie montagneuse du pays, où elle est très-« répandue, est un sudorifique énergique et « d'une nature toute particulière. Lors de l'épi-« démie cholérique qui vient de décimer la « Cochinchine, le Cambodge et les diverses « autres contrées de l'extrême Orient, la partie « sud de Laos-Amaniste a été épargnée. On « attribue ce résultat à l'usage de la plante en « question que les missionnaires de Laos, aidés « de leurs néophytes, ont répandue et popula-« risée. »

Nous regrettons que le missionnaire français n'ait pas donné le nom de cette plante. Il se pourrait bien qu'elle fût tout simplement le guaco dont nous avons déjà parlé et qu'un de nos compatriotes a également mis en vogue dans l'autre hémisphère. Nous achèverons ces études générales sur les divers traitements proposés contre l'affecton terrible qui nous occupe, en jetant un coup-d'œil sur la série des moyens externes.

Ils sont de trois espèces :

1° Ils empêchent l'abaissement excessif de la température, en produisant une chaleur artificielle ;

2° Ils déterminent une réaction naturelle ;

3° Ils provoquent la réaction par les révulsifs.

On a proposé une foule de moyens pour entretenir la chaleur pendant la période algide. Les premiers qui s'offrirent tout d'abord à la pensée, furent les linges chauds appliqués sur le corps. En Russie, on emploie du feutre chauffé, des pièces de laine imbibées d'eau chaude dont on enveloppe les membres et le ventre. On utilise également les bains chauds, les fumigations sèches. Elles se pratiquent en faisant arriver de l'air chaud dans l'intérieur du lit. Il existe à cet effet des appareils caléfacteurs. Mais le procédé de M. Duméril est sans contredit le plus simple et le mieux imaginé : il consiste à mettre sous les couvertures qu'on soutient avec des cerceaux, un vase de petite capacité où brûlent quinze grammes d'alcool. Il faut encore mentionner les sachets de son et de balle d'avoine qu'on applique chauds autour du corps. Ces divers moyens élèvent la température du milieu où se trouvent les malades ; néanmoins il faut bien prendre garde d'y déterminer une trop vive chaleur ; les muscles et les viscères eux-mêmes, plongés dans une prostration profonde, ont une tendance notable à se mettre au niveau de la température à laquelle on les expose, tout comme ferait une substance inerte ; ce qui peut amener de graves désordres. Il n'est pas sans exemple que la propension des cholériques à l'asphyxie en ait été augmentée beaucoup. On ne saurait donc recommander trop de circonspection à cet égard. C'est ce qui fait que nous préférons les moyens qui provoquent une réaction naturelle.

La réaction naturelle repose sur les réfrigérants dont on varie les formes et le mode d'application, mais qui ont tous pour résultat de déterminer dans l'organisme un développement de calorique qu'il tire de lui-même, ce qui n'expose pas aux accidents ci-dessus énumérés. On doit mettre en première ligne les affusions et les applications d'eau froide, médication énergique dont M. Récamier a fait usage avec succès. On peut aller jusqu'à employer comme réactif frigorifique l'eau glacée sur la tête, la poitrine et le ventre en lavements d'eau froide. Des praticiens, et nous sommes du nombre, ont fait avaler de petits morceaux de glace en même temps qu'ils en apposaient à l'épigastre. D'autres se sont bornés aux affusions d'eau froide, simultanément avec l'ingestion de petites gorgées d'eau froide. Nous ne doutons pas qu'on ne puisse appliquer plus hardiment encore les procédés de l'hydrothérapie. Envelopper par exemple tout le corps du malade dans un drap mouillé d'eau simple, et faire boire en même temps de l'eau froide abondamment jusqu'à ce que la transpiration s'établisse. On comprend que de cette façon la réaction naturelle se manifeste. Nous aurions moins de confiance dans les étuves sèches qui se rapprochent davantage des caléfactions artificielles.

Les médecins se sont ingéniés à varier, sous toutes les formes, la réaction révulsive. Pour réchauffer les malades et redonner l'impulsion aux forces circulatoires, il n'existe pas de moyens, même les plus énergiques, auxquels ils n'aient eu recours. Ils ont mis en usage l'urtication, les frictions avec des liniments irritants, les bains généraux sinapisés, les sinapismes à l'épigastre, au ventre et sur les membres. Aux frictions avec le liniment camphré ou ammoniacal, il faut joindre les frictions sèches avec une brosse.

On a également appliqué sur le ventre, depuis l'épigastre inclusivement, jusqu'au pubis, des épithèmes irritants; nous citerons celui de M. le docteur Ranque, dont voici la formule:

| | |
|---|---|
| Emplâtre de cigüe . . . . . . | 45 grammes de chaque. |
| Diachylon gommé . . . . . . | |

Faites ramollir dans l'eau chaude cette masse, et ajoutez-y les poudres suivantes:

| | | |
|---|---|---|
| Poudre de thériaque (1) . . . . | 30 | grammes. |
| Camphre en poudre . . . . . . | 6 | id. |
| Soufre id. . . . . . . | 2 | id. |

(1) C'est-à-dire seulement les substances pulvérulentes qui entrent dans sa composition; les autres sont inutiles.

Faites du tout une masse bien mélangée ; couvrez-en une peau ou une toile de grandeur suffisante pour recouvrir l'abdomen tout entier. Avant d'appliquer cet épithème, saupoudrez-en la surface avec le mélange suivant :

| | | |
|---|---|---|
| Tartrite antimonié de potasse. . . . . | 6 | grammes. |
| Camphre en poudre . . . . . . . . . . | 4 | id. |
| Fleur de soufre . . . . . . . . . . . | 2 | id. |

Retenez l'épithème sur le ventre avec un bandage de corps. Laissez-le pendant trois ou quatre jours sans être renouvelé, s'il y a amélioration des symptômes ; dans le cas contraire, il devra être renouvelé le lendemain.

Dès les premiers symptômes, M. Bouillaud, dans certains cas, appliquait sur toute la longueur de l'épine dorsale une double bande de flanelle légèrement humectée de la mixture suivante :

| | | |
|---|---|---|
| Ammoniaque liquide. . . . . . . . . . | 4 | grammes. |
| Huile essentielle de térébenthine. . . . | 30 | id. |

Il superposait à cette flanelle une bande, double aussi, de linge mouillé d'eau chaude, sur laquelle il faisait promener lentement et en appuyant un peu, un fer à repasser assez fortement chauffé. Cette pratique se renouvelait tous les quarts-d'heure ; il en résultait une vésication très-rapide, après laquelle la chaleur renaissait, la circulation reprenait son cours avec diminution sensible des crampes et des vomissements.

M. Sandras est allé plus loin. Il relate certains cas désespérés où il a fait brûler sur l'abdomen des linges imbibés d'alcool. A la suite de la brûlure ou de l'escarrhe profonde que la combustion y déterminait, il cite des guérisons obtenues par cette résurrection de toutes les forces vitales.

M. Martin-Solon a préconisé un moyen analogue. « L'épine dorsale, dit M. le docteur Fabre, dans son *Guide des Praticiens pour le Traitement du Choléra*, l'épine dorsale a été recouverte dans toute sa longueur, depuis la partie inférieure du col, jusqu'à la partie inférieure du sacrum, de deux branches de diachylon laissant entre elles un intervalle de deux centimètres environ. On a produit ensuite la vésication au moyen de l'ammoniaque liquide dans l'espace circonscrit entre les deux bandelettes: l'épiderme a été soulevé, et on a saupoudré les parties mises à nu avec de l'hydrochlorate de morphine, à la dose de cinq à sept centigrammes. Dans l'un des deux cas où on l'a employé, on a obtenu la cessation presque subite des crampes, et dans l'autre, un amendement notable. »

Pour achever ces études générales sur les divers traitements proposés contre le choléra, nous devons dire un mot de quelques médications empiriques. M. Gendrin les divise en deux méthodes : la première dans la période d'invasion tend à supprimer les déjections intestinales par les sédatifs, les narcotiques et les astringents; quand la cyanose se déclare, elle cherche à relever la chaleur et à déterminer la réaction par l'usage des stimulants à l'intérieur et à l'extérieur; quand la réaction se manifeste, elle la modère, si elle est trop vive, elle l'excite, si elle est trop faible; enfin elle combat les congestions, les métastases, les phlegmasies qui se montrent à la fin de cette période, caractérisée aussi par une asthénie générale, un état typhoïde qu'explique une inflammation folliculeuse intestinale unie à un certain degré d'affection cérébrale, deux symptômes de haute gravité et qui demandent toute l'attention du médecin.

La seconde méthode dérive de cette supposition que le choléra ne serait rien autre chose qu'une fièvre pernicieuse, dont le premier accès se continue et emporte souvent le malade. Delà, l'indication du sulfate de quinine comme anti-périodique. Avant de l'employer, on prescrit d'ordinaire quelques évacuants actifs. L'émétique, par exemple, qui agit sur le tube intestinal, l'ipécacuanha et le tartre stibié qui agit sur l'ensemble de l'organisme, et secondairement sur le système cutané comme diaphorétique.

Il est une autre médication qui mérite également de figurer parmi les méthodes empiriques, nous voulons dire l'emploi du charbon animal comme désinfectant. M. Biett avait observé que tous les individus employés à préparer le charbon animal, échappaient aux atteintes du choléra ; que dans les usines de M. Benjamin Delessert, à Passy, à Monsouris ; qu'en Angleterre, à Newcastle ; enfin dans les pays où l'on exploite le charbon, les cholériques étaient en très-petit nombre ; il s'est imaginé de faire prendre à ses malades deux grammes de charbon animal, par heure, en continuant jusqu'à seize grammes. Sur cent-quatre malades soumis à ce traitement, M. Biett en a perdu cinquante. Nous trouvons qu'il y a méprise évidente dans la façon dont les propriétés du charbon animal ont été interprétées. Le charbon animal peut très-bien être doué d'une efficacité réelle pour absorber les miasmes pestilentiels répandus dans l'atmosphère, sur laquelle il agit en masses considérables, sans que pour cela il ait aucune vertu pris à l'intérieur, en doses nécessairement minimes. Encore une fois, de ce qu'une substance jouit de quelques propriétés prophylactiques à la manière de celles qu'on avait, en 1832, si libéralement accordées au chlorure de sodium, il ne s'ensuit pas qu'on soit autorisé à s'en servir comme d'un remède interne.

Autre chose est de neutraliser dans l'air les agents épidémiques qui peuvent y être répandus, ou d'en guérir les effets désastreux, une fois qu'ils ont si fortement ébranlé tout l'organisme. Il n'est pas plus rationnel de prendre le charbon animal à l'intérieur, qu'il l'eût été de faire boire la dissolution chlorurée. Nous y voyons cette seule différence que le charbon étant une substance à peu près inerte, n'entraîne pas après lui les phlegmasies que déterminent le chlorure de sodium. Mais un remède inactif fait du mal par cela seul qu'il prend la place d'un remède capable de sauver le malade.

Nous ne parlerons pas des fumigations atmiatriques, des fumigations d'oxigène et de gaz protoxyde d'azote : les unes sont plus nuisibles que salutaires ; les autres sont inefficaces.

## CHAPITRE XIII.

### PÉRIODE ALGIDE. — TRAITEMENT QUE NOUS AVONS ADOPTÉ.

L'expérience des siècles est là qui le démontre : en médecine ce ne sont pas les traitements les plus compliqués qui sont les plus héroïques. La multiplicité des remèdes est le témoignage le plus fréquent de l'impuissance de l'art, ils sont l'effet du doute et du tâtonnement. Les médecins tenus en échec vis-à-vis d'un mal qu'ils ne peuvent vaincre, sont saisis d'une louable inquiétude, qui les pousse à expérimenter tout l'arsenal de la thérapeutique, afin d'éprouver si dans le nombre de toutes ces médications, de toutes ces formules ils n'arriveront pas à découvrir celle qui les mettra à même de soulager, de guérir leur malade. Nous aussi, nous avons traversé cette période douloureuse; enfin nous avons rencontré un moyen simple, mais efficace, et dont les bons résultats reposent sur l'exacte observation des faits.

Plus de cent cholériques ont été traités par nous, à la période la plus avancée, et dans les circonstances les plus défavorables, attendu qu'ils étaient rangés, la meilleure partie, dans la classe indigente de la population. Nous avons sauvé le plus grand nombre avec la mixture suivante appliquée à l'épigastre, sur la région du cœur, le long de l'épine dorsale, et aux extrémités :

Éther . . . . . . . . . . } 60 grammes de chaque.
Térébenthine . . . . . . }

Nous sommes convaincus que de toutes les mixtures proposées pour déterminer la réaction révulsive, c'est celle qui présente, dans de plus justes mesures, l'intensité nécessaire pour surexciter vivement le tissu cutané, sans y déterminer cependant une phlegmasie trop violente comme celle qui résulte de certaines mixtures ammoniacales, et surtout de l'alcool imbibé dans du linge et mis en combustion.

Nous pouvons dire qu'aussitôt l'application de cet épithème, trop souvent sur des cholériques abandonnés de la médecine et de leur famille, nous avons vu constamment la chaleur renaître, les forces vitales se rétablir et la circulation reprendre son cours. Les crampes cessaient comme par enchantement. Le mieux, presque toujours instantané, se maintenait jusqu'à la guérison. Non pas que nous prétendions n'avoir perdu aucun malade, mais la proportion en est minime relativement à ce que nous avons observé dans les comptes-rendus des journaux de médecine, et vu la grande quantité de malades que nous avons eu occasion de soigner.

Si nous exceptons les prodromes, la première période, où nous avons employé la médication, nous dirons classique ; à l'épithème d'éther térébenthiné, nous n'adjoignions la plupart du temps pour médication interne, que l'ipécacuanha sous forme de sirop, et l'acétate d'ammoniaque sous forme de potion dont voici la formule :

| | | |
|---|---|---|
| Acétate d'ammoniaque . . . . . . . . | 15 | grammes. |
| Eau distillée de laurier-cerise . . . . . | 60 | id. |
| Sirop diacode . . . . . . . . . . . . . | 30 | id. |

à prendre par cuillerées toutes les heures.

Ainsi, pour ce qui touche la période la plus périlleuse du choléra, la période algide, nous nous sommes renfermé dans ces trois moyens : éther térébenthiné à l'extérieur ; à l'intérieur, sirop d'ipécacuanha, potion d'acétate d'ammoniaque. — Voici quelques observations que nous avons prises à la hâte, comme on pouvait les faire dans ces instants de calamité publique qui ne nous laissaient aucun moment de repos ; elles achèveront de préciser la marche que nous avons suivie, et presque toujours avec succès.

### *OBSERVATION PREMIÈRE.*

Mlle Moric, couturière, âgée de qnarante-cinq ans, demeurant rue du Vieux-Colombier, 14. Quand nous fûmes appelé près de cette malade, il y avait deux jours qu'elle avait subi les atteintes de l'épidémie régnante. Elle avait déjà éprouvé des selles fréquentes, des vomissements et des crampes.

17 juillet. — Tous les caractères de la période algide ; yeux très-caves, pommettes saillantes, nez effilé, face grippée. Dégoût, nausées fréquentes ; langue froide, humide et blanchâtre ; soif très-vive, dépression de l'abdomen. Les vo-

missements continuent, ils sont formés d'une matière aqueuse, verdâtre, qui s'échappe coups sur coups. Un peu avant notre arrivée, crise violente suivie d'une prostration si profonde que les personnes qui entourent la malade lui jettent son drap sur le visage.

Nous prescrivons l'application de l'éther térébenthiné sur tous les centres nerveux, l'épigastre, l'épine dorsale, les articulations de la main avec l'avant-bras, de la jambe avec le pied. Le révulsif produit une réaction énergique, soudaine. Nous faisons prendre, d'heure en heure, une cuillerée de sirop d'ipécacuanha.

18 juillet. — Le pouls est encore faible, déprimé, la respiration haute et fréquente ; la cyanose persiste aux doigts et aux mains ; mais les crampes si douloureuses ont disparu des mollets et des coudes-pieds. Les urines sont encore supprimées, la percussion ne fait reconnaître dans la vessie la présence d'aucun liquide. Nouvelles applications d'éther térébenthiné, continuation du sirop d'ipécacuanha.

19 juillet. — L'aspect de la face est infiniment meilleur. La langue est humide, quoique d'une température un peu inférieure à l'état normal. La respiration est visiblement plus large ; le pouls développé est moins dépressible. La peau est plus chaude. La malade n'a point vomi la nuit dernière, elle a sommeillé d'intervalle en intervalle. Le matin, il y a eu une selle abondante mais d'un caractère tout différent des autres ; la matière est jaune, plus consistante, ressemblant aux déjections que donne une diarrhée bilieuse de bonne nature.

Même jour, sept heures du soir. — Langue blanchâtre, encore un peu froide ; figure moins grippée, yeux moins caves, plus humides. Une émission d'urine, mais en très-petite quantité. Abdomen déprimé, toujours un peu sensible à la région épigastrique. L'artère radiale donne soixante-cinq pulsations; légère céphalalgie. Il n'y a pas de selle nouvelle.

20 juillet. — Les yeux sont plus saillants, plus animés; la physionomie meilleure, plus expressive. Les pommettes se colorent. La langue humide reprend sa chaleur normale, l'enduit blanchâtre est moins épais; la muqueuse devient rougeâtre; il se répand dans tous les membres une température douce, uniforme. Le ventre et l'épigastre n'offrent plus de douleur au toucher. Les crampes ont entièrement cessé. La nuit, le sommeil a été plus suivi, plus tranquille. La respiration plus calme, plus régulière se ressent du bien-être général.

Du 20 au 29. — La convalescence se prononce de plus en plus. Sommeil réparateur, chaleur normale, douleurs nulles, les urines ont repris leur cours; la malade éprouve de l'appétit. Bouillons et potages.

1er août. — Convalescence complète. Le matin une selle assez consistante de coloration et d'odeurs normales. Le pouls, la respiration, la calorification ne laissent plus rien à désirer. La miction est naturelle. Les forces reviennent, l'appétit se maintient.

4 août. — Guérison. La malade peut se passer de nos soins et nous cessons nos visites.

### *OBSERVATION II.*

Mme Vandrepol, rentière, âgée de vingt-cinq ans, demeurant rue du Four-Saint-Germain, 44. Le 11 mai, je fus appelé auprès de cette malade. Depuis deux jours, diarrhée, perte d'appétit. La nuit du 10 au 11, les vomissements et la diarrhée se déclarent simultanément; il y a des déjections fréquentes. Dès notre arrivée auprès de la malade, nous sommes frappé du facies cholérique ; la pointe du nez, le pourtour de la bouche et du menton sont livides, les yeux enfoncés et cernés d'une zône bleuâtre; la respiration fréquente, oppressée ; la voix affaiblie, le pouls misérable ; des régions cyanosées : les doigts, les lombes, les mains par exemple; la peau sèche et plissée.

La langue est humide, froide, couverte d'un enduit blanchâtre ; le ventre plat, douloureux à la pression ; la soif intense ; vomissements fréquents d'un liquide trouble et rejeté d'un seul flot, ; il est blanchâtre et contient une petite quantité de mucosités. Les selles abondantes sont blanches, toutes pareilles à une décoction de grains de riz écrasés, d'une odeur fade et rendues sans effort. La sécrétion urinaire est suspendue, la vessie vide.

A cette forme de choléra si bien caractérisée, se joint une grossesse de trois mois et demi. Nous prescrivons la décoction blanche, des petits morceaux de glace pour diminuer la violence des vomissements, et de plus, trente grammes de sirop d'ipécacuanha, à prendre une cuillerée, d'heure en heure.

12 mai. — Malgré l'ipécacuanha et la décoction blanche, les vomissements et les déjections ne veulent point céder. On a toutes les peines du monde à maintenir la chaleur normale. Les selles présentent toujours cet aspect d'eau de riz qui est le propre de la diarrhée cholérique. Les crampes augmentent d'intensité dans les avant-bras, les coudes-pieds et les mollets. L'abdomen se déprime, l'épigastre est douloureux, la miction nulle. Le visage commence à se décomposer.

13 mai. — Aucune amélioration dans la posi-

tion de la malade. Des douleurs sourdes dans les lombes nous font craindre une fausse-couche.

14 mai. — La période algide se déclare, elle est accompagnée des symptômes habituels. Abaissement considérable de la température, cyanose de la face et des extrémités, ailes du nez pincées et pulvérulentes; yeux caves, ternes, dénués d'expression; paupières tombantes. Crampes vives dans les jambes. Douleurs continuelles à l'épigastre. Respiration fréquente, affaiblie; pouls presque imperceptible. Vomissements, selles fréquentes. Sur ces entrefaites, la fausse-couche commence et s'achève rapidement, un fœtus cyanosé vient au monde, du reste, sans accidents graves.

Nous prescrivons un épithème d'éther térébenthiné, plus une potion d'acétate d'ammoniaque.

15 mai. — Les crampes ont disparu peu-après l'application de l'épithème. La chaleur est douce, d'un bon caractère, sans sueurs. Les vomissements ont sensiblement diminué en fréquence et en quantité. La physionomie est meilleure d'expression, la langue moins glacée, l'épigastre moins douloureux; le pouls large, résistant; mais pas encore d'urine.

16 mai. — La malade a eu un peu de sommeil. Dans la nuit trois selles : la première un peu plus épaisse que les dernières, conservant néanmoins l'aspect blanchâtre et grumeleux. Nous prescrivons le sirop d'ipécacuanha.

17 mai. — Légère amélioration, il n'y a qu'une selle et deux vomissements.

18 mai. — Une selle le matin ; nous y trouvons une progression bien tranchée vers le retour de la sécrétion physiologique. Un vomissement moitié clair, moitié composé de matière bilieuse,

verdâtre. La température générale se relève un peu ; l'extrémité de la langue est toujours froide, l'épigastre douloureux, les yeux caves, abattus.

19 mai — Physionomie infiniment meilleure; traits reposés. La malade a mieux dormi que les nuits précédentes ; les yeux ont plus d'expression. Il n'y a plus de cyanose. Les membres et le tronc ont une chaleur douce, uniforme. Le pouls est régulier, il ne laisse plus déprimer. La respiration est bonne ; la voix reprend son timbre et sa force. Une selle peu abondante, d'odeur et de couleur normales. Il y a eu deux mictions.

20 mai. — Le mieux se soutient. La veille au soir une selle en bouillie épaisse, jaunâtre. Trois mictions abondantes.

21 mai. — Convalescence complète ; sommeil prolongé, chaleur douce, pouls normal. L'épigastre n'est plus douloureux. Trois selles depuis hier soir : la première en bouillie verdâtre, les deux autres moulées et de couleur brune. La miction est rétablie. La langue a repris son aspect naturel. Bouillons, potages, eau vineuse sucrée.

Du 22 au 25, la guérison se consolide, nous cessons de voir la malade.

### OBSERVATION III.

*Nous croyons inutile, pour les observations qui suivent, de nous étendre à des détails aussi circonstanciés que ceux où nous sommes entré pour les deux premières. Cela entraînerait des redites inutiles. Ce que nous tenons à constater surtout, et d'une façon rapide, ce sont les bons effets de l'éther térébenthiné, joint au sirop d'ipécacuanha et à la potion d'acétate d'ammoniaque.*

Mme Lioré, couturière, âgée de quarante-trois ans, demeurant rue du Four-Saint-Germain, 44. Nous avions été appelé le 12 auprès de son mari pris d'une attaque de choléra foudroyant. Il fut emporté ou bout de quelques heures, en présence de sa femme. A l'instant même, cette dernière est saisie d'une syncope après laquelle les symptômes cholériques les mieux caractérisés se déclarent. La première période s'est prolongée quarante-huit heures. (Décoction blanche, morceaux de glace, sirop d'ipécacuanha.)

14 mai. — Période algide, refroidissement, cyanose, crampes, etc. (épithème d'éther térébenthiné) ; les symptômes cessent, les crampes disparaissent ; au bout de trois jours, mieux manifeste (sirop d'ipécacuanha) ; quatorze jours après, convalescence, guérison.

*OBSERVATION IV.*

Mme Lenoir, couturière en bottines, âgée de vingt-six ans, demeurant rue de l'École-de-Médecine, 69. Depuis le 2 mai, nous la soignions pour une fièvre typhoïde.

10 mai. — Accidents cholériques débutant par la période algide (éther térébenthiné) ; les symptômes cèdent immédiatement. Le mieux augmente et se continue.

25 mai. — Convalescence.

1er juin. — Guérison.

*OBSERVATION V.*

M. Tridon, bottier, âgé de trente ans, demeurant rue du Four-Saint-Germain, 63. Nous sommes appelé le 6 mai. La première période dure cinq jours.

11 mai. — Période algide ; même traitement que ci-dessus.

Vers le 30, le mieux est parfaitement consolidé. Huit jours après, convalescence complète, guérison.

### OBSERVATION VI.

M^me^ Diche, couturière, âgée de trente-cinq ans, demeurant place Saint-Sulpice, 8. Nous sommes appelé le 18 avril; la première période dure trois jours.

21 avril. — La période algide est des plus évidentes (éther térébenthiné); mieux prononcé dans les vingt-quatre heures. — Convalescence le 1^er^ mai; guérison le 10.

Depuis longtemps, cette femme éprouvait de violents chagrins.

### OBSERVATION VII.

M^me^ Alain, domestique, âgée de vingt-six ans, demeurant rue Saint-Benoît, 30. Nous sommes appelé le 8 mai. La première période était déjà très-avancée.

9 mai. — Période algide (éther térébenthiné.)

21 mai. — Le mieux se consolide.

Le 29, convalescence.

Le 10 juin, guérison.

### OBSERVATION VIII.

M. Piel, facteur à la Halle, âgé de quarante ans, demeurant rue du Four-Saint-Germain, 23. Il tombe frappé d'une attaque de choléra, le 8 septembre. Période algide immédiate. (Même traitement); huit heures après l'application de l'épithème sur les centres nerveux, mieux prononcé.

11 septembre. — Convalescence.

Le 25, guérison complète.

---

Nous ne poursuivrons pas plus loin l'énumération des malades que nous avons soumis aux embrocations d'éther térébenthiné, et qui en ont ressenti une diminution presque toujours immédiate dans l'intensité des symptômes cholériques; les crampes surtout, si répétées, et qui font subir aux malades d'intolérables douleurs. Nous avons retiré également les plus grands avantages du sirop d'ipécacuanha administré à hautes doses; nous sommes loin de nous être aussi bien trouvé des préparations opiacées et des antiphlogistiques.

Nous avons remarqué que les évacuations sanguines jetaient les malades dans une prostration funeste pour le moment de réaction qui caractérise la troisième période. Notre opinion, du reste, concorde entièrement avec le jugement des médecins qui nient la nature inflammatoire du choléra, même dans sa période d'invasion.

Quant à l'opium, nous lui faisons le reproche opposé; nous avons eu occasion de nous convaincre qu'il détermine, vers l'encéphale, des accidents congestifs, dont souvent il nous était difficile de nous rendre maître dans la période de réaction qui alors devenait trop intense. Aussi y avons nous promptement renoncé.

Pour ce qui regarde l'éther térébenthiné, nous avons vu par la sensation violente de ce mélange, des moribonds qui, sur le point d'expirer, étaient littéralement rappelés à la vie, et nous n'avons jamais eu besoin de recourir aux vésications ammoniacales, non plus qu'à l'alcool en combustion.

## CHAPITRE XIV.

### TRAITEMENT CURATIF. — PÉRIODE DE RÉACTION.

Il est des cas où la réaction est simple et légitime; nous voulons dire qu'elle est lente et progressive; le pouls, modérément développé, ne dépasse guères quatre-vingt-douze , cent pulsations par minute. Les extrémités, qui sont les dernières à conserver un grand abaissement de température , arrivent à se réchauffer par le rayonnement de la chaleur naturelle qui marche du tronc aux extrémités, du centre à la périphérie. Il reste encore un peu d'altération, pourtant la soif se modère. La bouche offre toujours un peu de sécheresse, mais le ventre n'est ni balloné, ni douloureux ; la céphalalgie diminue ; bref, il y a une rémission complète de tous les accidents cholériques, et les symptômes fébriles se tiennent dans des limites rassurantes. Dans ce cas, ce que le médecin a de mieux à faire, c'est de s'en tenir à l'expectation. La thérapeutique est des plus simples ; elle consiste en ceci : de l'orangeade, de la limonade, un peu d'hydromel pour boisson ; des lavements émollients avec de l'eau de son ou de la graine de lin ; des fomentations d'eau de guimauve sur le ventre ; la diète, le repos au lit.

Malheureusement, cette période ne parcourt pas toujours ses phases d'une façon aussi bénigne, aussi régulière. Quelquefois elle est insuffisante ; quelquefois les accidents fébriles, causés par une médication surexcitante trop énergique, prennent une tournure alarmante. Dans l'un et l'autre cas, le médecin a besoin d'appliquer au traitement toute sa sollicitude, toutes les ressources de l'art, s'il ne veut pas échouer au port.

Si la réaction est incomplète, il est facile de s'en apercevoir à la cyanose qui persiste ; au pouls qui reste faible, dépressible ; à la prostration, à l'accablement du malade ; à la sueur froide et visqueuse qui se répand sur l'épiderme. Ces symptômes sont alarmants, surtout quand on les observe sur des malades épuisés par des maladies antérieures, un mauvais régime habituel, un traitement inopportun ou des souffrances trop vives. Il est urgent de recourir à la même médication que pour la période algide : les frictions stimulantes, les boissons chaudes, la potion d'acétate d'ammoniaque et le sirop d'ipécacuanha. Il peut arriver que ces moyens soient frappés d'impuissance. C'est alors, qu'en désespoir de cause, on peut sans scrupule recourir à des moyens extrêmes, tels que les vésicants ammoniacaux, le long de la colonne vertébrale ; l'alcool en combustion sur l'abdomen, comme il fut employé une fois, avec succès, par M. le docteur Sandras.

Il est extrêmement rare que la réaction par excès soit franchement fébrile. La majeure partie du temps, elle affecte la forme typhoïde. Ce qui, du reste, dépose en faveur de l'opinion qui consiste à regarder le choléra comme un empoisonnement miasmatique. Le traitement à suivre est celui des affections typhoïdes ordinaires : applications de sangsues aux apophyses mastoïdes ; boissons aqueuses, délayantes, telles que la solution de gomme, la décoction d'orge ; lavements, cataplasmes ; larges vésicatoires aux jambes. Nous ne sommes point partisan des saignées générales sur des individus à peine sortis d'une maladie qui jette tous les organes dans la prostration la plus profonde.

Il peut encore arriver, qu'après la réaction, les malades tombent dans un état adynamique où le pouls, quoique fréquent, reste faible, languissant ; la respiration lente, inégale ; où le malade conserve le décabitus dorsal, et, plongé dans la torpeur, se laisse aller à son propre poids, comme ferait un corps inanimé. Cependant, les organes digestifs ne présentent aucune trace d'inflammation ; on ne peut attribuer ces symptômes qu'à une asthénie générale. Dans un pareil état de choses, il est utile de recourir à la décoction de quinquina légèrement acidulée. On peut aussi permettre quelques petites doses d'un vin généreux. MM. Monneret et Delaberge conseillent la potion suivante :

| | |
|---|---|
| Eau distillée de menthe . . . . | 120 grammes. |
| Acétate d'ammoniaque . . . . . | 4 id. |
| Sulfate de quinine . . . . . . . | 8 décigrammes. |
| Éther sulfurique . . . . . . . . | 20 gouttes. |
| Sirop d'œillet . . . . . . . . . | 30 grammes. |

Ils préconisent les frictions avec l'alcoolat de noix vomique ; les lavements avec l'infusion de camomille et dix gouttes d'ammoniaque liquide.

Lorsque la réaction, disent les mêmes auteurs, se complique de vomissements fréquents et fatigants ; de douleurs vives à l'épigastre, de coliques plus ou moins intenses, et revenant à des intervalles plus ou moins rapprochés, sans que le pouls présente plus de développement ni de fréquence ; sans que la chaleur de la peau soit accrue, il faut revenir à l'emploi des sédatifs ; on peut faire usage des pilules imaginées par M. Dalmas, et ainsi composées :

| | |
|---|---|
| Nitrate de bismuth. . . . . . | 50 milligrammes. |
| Extrait de belladone . . . . . | 12 id. |

à prendre de demi-heure en demi-heure, ou d'heure en heure, suivant la fréquence des évacuations.

Les boissons à la glace exercent aussi dans ces cas une action calmante ; les bains tièdes ou froids peuvent rendre encore de très-grands services. La cautérisation épigastrique, les vésicatoires ; certains anti-spasmodiques, comme l'assa-fœtida, en pilules ou en lavement, à la dose de huit décigrammes, sont des moyens dont on a constaté l'heureuse efficacité.

Pendant le cours de l'affection cholérique, il peut survenir diverses complications. Il est rare que la gravité de la maladie principale n'absorbe pas à elle seule toutes les forces de l'organisme, de telle sorte que ce ne sont guères les affections concomitentes qui doivent distraire l'attention du médecin.

## CHAPITRE XV.

### TRAITEMENT DE LA CONVALESCENCE.

Les individus qui sont le plus généralement en danger de contracter le choléra, sont ceux qui en ont déjà subi les atteintes. Cette seule assertion donne la mesure des soins qu'exige la convalescence. Déjà épuisés par des pertes excessives et des douleurs cruelles, on comprend toute la peine qu'on éprouve à mettre un cholérique sur pied au milieu du foyer pestilentiel. C'est ce qui explique les rechutes fréquentes et les affections de nature typhoïde qui souvent surgissent aux dernières périodes du mal et même durant la convalescence. Ceux qui échappent à cette terrible maladie demandent donc toute la sollicitude de ceux qui les entourent, et ce n'est pas trop s'avancer de dire que, même alors, ils ont encore besoin d'un traitement particulier; traitement pour lequel il faut qu'on déploie une certaine sagacité; en effet, ce serait une erreur de croire que le même régime, la même thérapeutique fussent applicables indistinctement aux mêmes sujets. Il faut proportionner les médicaments suivant les individus, suivant la gravité de l'attaque qu'ils ont essuyée et suivant les circonstances où ils se trouvent, sinon on pourrait s'exposer à de cruels revers, au moment où l'on se croirait à l'abri de tout péril.

Quand la convalescence est franche, régulière, exempte de complications, il suffit de surveiller le régime. On permet d'abord au malade du bouillon de viande léger; puis des potages féculents, des œufs frais, des poissons légers, tels que sole, turbot, merlan, etc. On lui donne également des légumes bien cuits, des compotes sucrées; mais on interdit les fruits, même ceux qui sont bien mûrs. Bientôt on arrive à lui laisser manger des viandes blanches: le veau, le poulet. Quant à la boisson, une des meilleures est la bière coupée de moitié eau; nous ne repoussons point pour cela les vins généreux mélangés des quatre cinquièmes d'eau de Seltz. Le malade gardera la chambre, il évitera toute émotion morale triste ou fâcheuse. Les fatigues, les refroidissements sont aussi très à craindre.

Il peut arriver que le malade se traîne dans une faiblesse d'où il ne peut sortir; dès qu'il veut se mettre debout, il éprouve des vertiges. Même quand il reste tranquillement assis, il se plaint de tintements d'oreille. L'appétit ne revient pas, la langue est large, pâle et visqueuse; les borborygmes, les flatuosités persistent: dans ces cas, nous nous sommes très-bien trouvé d'une infusion de petite centaurée ou de quinquina, et à ce traitement on peut joindre l'exercice, les promenades au grand air et surtout les frictions sur la peau.

Nous avons rencontré des convalescences plus difficiles encore. Le malade continuait à ressentir de la chaleur dans le ventre avec un sentiment de tension. La langue était plate, effilée, l'appétit nul, les muqueuses de la bouche enflammées avec une tendance à la sécheresse. Par intervalle il survenait encore de la diarrhée. Nous avons prescrit les topiques émollients sur le ventre, les bains généraux, la décoction de riz gommée, les lavements d'amidon avec deux ou trois têtes de pavot, et surtout une diète sévère.

Nous ne terminerons pas ces considérations sur la convalescence, sans citer une remarque curieuse de M. Gendrin, et que nous avons eu occasion nous-même de vérifier.

« Longtemps, dit cet habile praticien, j'ai « hésité à recourir à l'emploi des émétiques, mais « l'état de faiblesse générale où restaient les « malades, avec amertume de la bouche, ano- « rexie, douleurs vagues et sentiment de cour- « bature dans les membres, m'ont déterminé à « en venir à ces moyens. Les bons résultats que « j'en ai obtenus m'ont appris aussi qu'il ne fallait « pas craindre d'accidents par cette médication. « J'ai donné l'ipécacuanha et l'émétique un assez « grand nombre de fois à des convalescents du « choléra, tourmentés de l'état morbide dont je « viens de présenter les signes; je m'en suis pres- « que toujours bien trouvé; et lorsque l'état sa- « burral qui l'indiquait, ne disparaissait pas par « ces moyens, je n'ai pas observé d'accidents. « Dans ce cas assez rare, où malgré l'action d'un « évacuant actif, les saburres persistaient, j'ai eu « utilement recours à l'administration d'une tisane « amère, la décoction de quinquina, l'infusion « d'aunée, de chamœdris, mêlée à partie égale « avec de l'eau de Seltz. »

Au résumé, ce qui importe davantage dans la période de la convalescence, c'est de faire observer au malade, avec une scrupuleuse exactitude, toutes les règles de l'hygiène. L'humidité est redoutable à cause des refroidissements qu'elle amène. Quant aux aliments, il va sans dire qu'il faut les choisir et les mesurer avec une discrétion toute particulière. Il est difficile de donner à cet égard des indications précises, absolues. Il est bon de consulter les goûts, les habitudes du malade. Enfin, et pour clore ces études sur le traitement, avant de livrer le malade à lui-même, il faut être sept fois sûr de sa guérison.

## CHAPITRE XVI.

### NATURE DU CHOLÉRA. — OPINION DES AUTEURS.

L'idée que les auteurs se font du choléra est très-diverse ; ils l'ont regardé comme :

Une altération profonde de l'innervation générale, unie à un mode particulier d'affection catarrhale ; — une fièvre algide ; — une phlegmorrhagie intestinale ; — une inflammation du tube intestinal ; — une suspension dans les mouvements du cœur ; — une altération du nerf grand-sympathique ; — une désorganisation de la moëlle épinière ; — une altération du sang ; — une espèce d'asphyxie ; — et, enfin, comme un empoisonnement miasmatique.

Passons en revue ces assertions où les observateurs ne s'accordent pas beaucoup entre eux.

Dans son ouvrage sur le choléra-morbus en Pologne, M. Foy dit n'avoir pas reconnu, dans les lésions cadavériques, ni dans les altérations des liquides, des données suffisantes pour résoudre le problème du siége et de la nature du choléra ; alors il s'est uniquement circonscrit dans l'appréciation des symptômes, où il a cru découvrir une affection du cordon rachidien ; cette localisation que M. Foy, lui-même, avoue être arbitraire, ne peut rendre compte des évacuations nombreuses qui caractérisent le choléra ; aussi, cette opinion ne repose-t-elle pas sur des bases bien solides.

M. Scipion Pinel a cru voir la cause du choléra dans une inflammation des ganglions du nerf grand-sympathique. MM. Delpech et Barbier (d'Amiens) ont fait revivre cette opinion qui a été vivement défendue par le dernier praticien dont nous avons cité le nom. Mais si ces ganglions se trouvaient constamment affectés, dit M. Gendrin dont nous résumons l'objection, il faudrait bien, malgré l'ignorance absolue où nous sommes de ces organes nerveux ; malgré la défiance que les physiologistes sages doivent s'imposer, pour recueillir tout ce qu'on rapporte au dérangement de ces organes ; il faudrait bien tenir compte de cette altération, et la considérer comme propre à cette maladie. Mais ce qu'on a pris pour une altération pathologique ne résultait, la plupart du temps, que d'un état de coloration par ecchymoses, comme on en trouve surtout dans les parties profondes de l'abdomen. On ne trouve jamais de lésion des ganglions en général, et du ganglion semi-lunaire en particulier, dans les cadavres des cholériques. Il n'est donc point présumable que la cause du choléra existe dans une inflammation du nerf grand-sympathique.

D'autres auteurs ont comparé le choléra à une fièvre intermittente pernicieuse. Cette théorie supporte difficilement la discussion. En effet, ce n'est point par accès que le choléra procède ; il n'offre rien qui ressemble aux trois stades de frisson, de chaleur et de sueur ; il ne cède point sous l'influence de l'anti-périodique par excellence, du quinquina et du sulfate de quinine ; et, bien que tout un traitement ait été basé sur cette hypothèse, les résultats obtenus sont loin d'avoir répondu aux espérances des derniers auteurs dont nous rapportons les idées.

Selon Broussais, la cause première du choléra

est inconnue, comme tous les poisons fébrifiques; elle porte sa première action sur le tube digestif; elle n'y exagère la sécrétion qu'en y accumulant le sang et l'agent d'innervation. Il a cru devoir placer cette affection dans la série des inflammations modifiées par un agent spécifique. Le propre des phlegmasies, répond M. Delmas, contre l'opinion de Broussais et tous ceux qui veulent que la sécrétion intestinale, par les follicules, soit nécessairement précédée d'une fluxion *active;* le propre des phegmasies et surtout des phlegmasies intenses, est d'accélérer la circulation et de produire la fièvre. Le choléra, s'il est une phlegmasie, doit être une phlegmasie intense: d'où vient donc que le pouls est nul, la respiration suspendue, la peau froide? mais, dira-t-on peut-être, c'est l'intensité de la douleur, qui donne à la première période, la physionomie si particulièrement insolite qu'elle présente; c'est cette douleur qui resserre le pouls, opprime les forces. Comment se rendre à cette explication, quand on se rappelle les cas assez fréquents de choléra où la douleur est modérée, où les crampes sont rares et faibles, et qui cependant nous offrent le phénomène de la suppression du pouls de la façon la plus tranchée? Comment concilier cette théorie avec les observations d'empoisonnement par les acides concentrés, où, à côté de la douleur et de la gastro-entérite la plus intense, il y a toujours réaction fébrile très-prononcée? Dans maintes autres affections, bien que la douleur soit excessive, le pouls reste plein ou même se développe. Il est donc impossible d'attribuer à cette cause l'importance qu'on lui attribue. Cette douleur, d'ailleurs, n'a pas toujours son siége dans l'abdomen; les crampes sont souvent plus douloureuses que le reste. Faudra-t-il donc considérer dorénavant, les crampes dans les extrémités, comme un signe de gastro-entérite?

Quant à nous, nous pensons avec M. Rochoux que le choléra appartient à cette classe d'empoisonnement dont tous les symptômes tiennent à l'altération du sang par l'addition d'un agent délétère, lequel, dans le cas présent, paraît porter spécialement son action sur les nerfs de la circulation et de la respiration, et sur la membrane muqueuse des voies digestives. M. Magendie conteste cette manière de voir. Pour lui, les modifications qu'éprouve le sang, chez les individus atteints du choléra, est la conséquence, et non pas le principe de la maladie. Trente grammes de sang ont été injectés dans les veines d'un chien qui n'en a aucunement souffert. On a observé également que le sang des premières saignées pratiquées, au début du choléra, ne présentait aucune altération appréciable. Si l'altération du sang était primitive, objecte M. Gendrin, les sécrétions seraient supprimées avant, ou au moins dès l'invasion. Or, elles ne se suppriment que progressivement, à mesure que la phlegmorrhagie continue, et la rapidité de leur suppression est tout-à-fait en rapport avec la rapidité de l'invasion et de la marche, tout comme avec l'intensité des évacuations intestinales.

Pour M. Rochoux, l'altération du sang ne consiste pas dans son état poisseux, noirâtre, privé de ses principes aqueux par une sécrétion excessive; il dit simplement que le sang charrie un miasme; que ses propriétés physiques en sont visiblement et instantanément modifiées, c'est ce qu'il n'a jamais prétendu; peut-être même ce principe ne passe-t-il que rapidement à travers le torrent circulatoire sans y séjourner longtemps, de sorte que la transfusion opérée dans les veines du chien aurait été faite avec du sang de cholérique d'où l'agent délétère aurait déjà disparu, ce qui expliquerait son innocuité dans l'expérience faite par M. Magendie. A ce point de vue, l'assertion de M. Rochoux subsiste dans son intégrité, et c'est assurément jusqu'à aujourd'hui celle qui cadre le mieux avec la nature des faits et s'adopte le mieux aux diverses phases des phénomènes du choléra. Seulement, l'existence du poison est tout-à-fait hypothétique, et de l'aveu de Broussais lui-même, c'est le seul reproche qu'on puisse faire au savant observateur que nous citons actuellement.

Oui, l'agent qui produit le choléra est un miasme; le choléra est un empoisonnement. Ce virus, impalpable, insaisissable jusqu'à ce jour aux réactifs de la chimie, semble avoir pris naissance dans les contrées paludéennes de l'Inde, et principalement dans les parages où les eaux du Gange, débordées, forment et entretiennent les alluvions, des flagues immenses qui stagnent et se corrompent. Dans ces pays mal partagés sous le rapport sanitaire, le choléra se maintient à l'état endémique par le fait même de ces effluves dont nous parlons. C'est ce qu'on observe également pour les fièvres intermittentes dans les pays marécageux, pour la fièvre jaune aux Antilles et la peste en Egypte.

En effet, il est facile de concevoir que sous l'influence de la chaleur et de l'humidité, des matières végétales ou animales se putréfient; or, suivant les diverses localités, il existe nécessairement dans ces matières une différence qui produit des poisons, des virus, des miasmes différents aussi dans leur nature, dans leur activité morbifique, et par conséquent, dans le genre de maladies qui en résultent. L'air que ces miasmes saturent en est infecté. Les vents et les courants atmosphériques transportent, de contrées en contrées, le principe délétère. La chaleur redoublant ses forces expansives, en favorise singulièrement les ravages ; c'est alors que se développent ces épidémies terribles qui déciment les populations. Une température moyennement fraîche le condense et le ramène à la surface du sol dans les régions basses de l'atmosphère. C'est ce qui explique ces attaques foudroyantes de choléra qui, presque toujours, ont lieu entre la sixième heure du soir et la sixième heure du matin. Quand le froid devient plus vif, plus persistant, le principe épidémique se neutralise. Les caractères du fléau sont exactement ceux de la fièvre intermittente, de la peste et de la fièvre jaune. L'idendité dans leurs effets autorise à supposer, sinon une identité, du moins une bien grande analogie dans la cause.

Qu'on nous permette de citer à l'appui de notre opinion, le fragment qui va suivre et que nous extrayons de l'*Abeille Médicale:*

« Les effets du miasme sur l'homme ne sont pas « moins probants. On retrouve dans le choléra, « largement dessinées, les quatre phases princi- « pales qui caractérisent tout empoisonnement : « celle qui signale l'absorption du poison, celle « qui annonce sa mise en contact par le sang avec « les grands centres nerveux et les principaux « organes, celle qui témoigne des efforts de ré- « action du sujet empoisonné, et enfin le travail « d'élimination de l'agent toxique. On y trouve « aussi cette action presque spéciale des poisons « sur les centres nerveux, le cœur et les voies « digestives. On y constate l'expulsion du miasme « en nature par toutes les voies d'excrétion, ainsi « que le démontre l'odeur caractéristique com-

« mune à la transpiration pulmonaire, à la sueur, « à la matière des vomissements et à celle des « garde-robes. On observe dans les épidémies « de choléra, comme dans celle de fièvre jaune, « de peste, et quelquefois dans les fièvres perni- « cieuses des marais, ces morts rapides ou fou- « droyantes que l'introduction d'un poison éner- « gique peut seul ordinairement produire. On « découvre sur les cadavres des sujets qui suc- « combent assez lentement pour que les désordres « anatomiques aient eu le temps de se développer, « cette multiplicité de lésions qui attestent l'in- « fluence d'une cause morbide prononcée par le « sang de toute l'économie. Enfin, le sang des « cholériques est manifestement altéré dans sa « composition; le simple examen de ses carac- « tères physiques suffiraient à le démontrer, si « l'analyse chimique ne venait compléter la « preuve. (C****.) »

Quelle que soit la diversité d'opinion des médecins, la plupart, néanmoins, sont d'accord pour placer la cause du choléra dans un agent subtil mêlé à l'atmosphère. Dès-lors, ils ne peuvent, sans se mettre en opposition flagrante avec les lois générales de l'organisme, ne pas accepter comme vraie l'introduction de ce principe dans la masse du sang. Ils sont forcés de reconnaître que le choléra est une espèce d'empoisonnement dont les symptômes révèlent une altération profonde du liquide contenu dans les vaisseaux et la présence d'un agent morbide, miasmatique qui trouble principalement les fonctions des appareils nerveux régissant la circulation, la respiration et par suite tout le système digestif. Ce qui nous porte à conclure qu'au résumé, le choléra est une infection profonde, générale, qui offre la plus grande analogie avec les névroses des organes nutritifs, jusqu'aux dernières ramifications des capillaires.

Nous nous en tiendrons à ces considérations sur les causes et la nature du choléra. Les données qu'on possède suffisent pour asseoir le traitement des symptômes, et attendre le jour où l'Être Suprême voudra bien permettre que l'on découvre l'antidote de cette intoxication.

## CHAPITRE XVII.

### MESURES SANITAIRES.

Outre les prescriptions hygiéniques auxquelles doivent s'astreindre les particuliers, en temps d'épidémie, il y a des mesures publiques qui regardent les gouvernements et qui peuvent singulièrement modifier la marche du fléau ainsi que l'intensité de ses ravages. Parmi ces moyens, les uns dictés par la peur et des idées préconçues sont, heureureusement, tombés dans le discrédit; les autres, inspirés par une sage prévoyance, sont dignes de fixer l'attention des médecins et la sollicitude des hommes chargés de veiller à la salubrité d'un pays.

Comme nous avons eu occasion de le dire : la première fois que le choléra a menacé d'envahir la France, une sorte de terreur s'est emparée de tous les esprits, et beaucoup trop de médecins ont aussi obéi à l'entraînement général. De tous côtés on a établi les quarantaines les plus sévères, et la crainte de la contagion a été jusqu'à faire revivre l'institution barbare des lazarets. « Précautions aussi vaines que tyranniques, dit M. Ambroise Tardieu, contre lesquelles s'étaient déjà révoltés l'instinct des peuples et l'esprit libéral de plusieurs gouvernements. » Aujourd'hui, l'inutilité de ces mesures est reconnue dans les mêmes lieux où elles avaient été le plus dûrement mises en pratique; et l'on doit laisser dans un juste oubli les quarantaines, les cordons sanitaires, qui ne doivent plus trouver place dans la prophylaxie du choléra épidémique.

Nous sommes loin d'envisager de la même façon les mesures d'assainissement et de salubrité. On ne saurait trop stimuler, à cet égard, le zèle des autorités municipales. C'est aux époques d'épidémie qu'il faut redoubler de sévérité pour faire disparaître, tant sur la voie publique que dans l'intérieur des habitations, toutes les causes susceptibles d'infecter l'atmosphère et de favoriser les développements de la maladie.

Dans les rues, les carrefours et les places, que les immondices séjournent le moins possible, et que les égoûts qui sillonnent les grandes cités soient visités, écurés avec le soin le plus scrupuleux. Il est certain que la mortalité a diminué notablement dans la ville de Paris, depuis qu'on y a fait de ces travaux gigantesques qui ont mis les quartiers, même les populeux, dans des conditions hygiéniques infiniment meilleures.

L'expérience a démontré les suites meurtrières de l'encombrement, de l'agglomération des familles indigentes dans des habitations étroites et privées d'insolation. Ce sont autant de foyers infects dont l'influence se répand jusques dans les quartiers salubres. Aussi l'intérêt des riches habitants serait-il d'aviser eux-mêmes à la dissémination de ces familles pauvres et mal nourries ; d'affecter à cette destination tous les édifices publics dont on peut disposer, et de faire que leurs hôtes y trouvent un régime plus sain, plus substantiel; il y va de la santé, de la vie de tout le monde.

Nous avons eu occasion déjà d'émettre notre pensée sur la valeur des substances soi-disant désinfectantes, telles que le camphre, les chlorures. Ces moyens sont certainement loin de posséder toutes les vertus prophylactiques qu'on leur accorde; de plus, ils peuvent nuire par les émanations pénétrantes dont ils chargent l'atmosphère; le système nerveux en est péniblement affecté; le cerveau se congestionne; il en résulte des céphalalgies qui réagissent sur le tube digestif, et ce ne sont pas des conditions favorables pour échapper au principe morbide dont on redoute l'action.

Nous avons déjà parlé du régime nourrissant qu'il est de l'intérêt public de fournir aux classes indigentes; il en est de même des vêtements: ils doivent être tels, qu'ils mettent ces mêmes classes indigentes à l'abri des changements brusques de température et les protègent contre les vents glacés qui accompagnent assez ordinairement les invasions du choléra épidémique.

Quant à l'assistance sous le rapport des secours de la médecine, les hommes de l'art doivent se multiplier et donner des remèdes, les soins nécessaires tant à domicile que dans les ambulances provisoires instituées dans ce but, sans avoir le moins du monde, l'idée de relever les lazarets au sujet desquels nous avons dit nettement notre manière de voir; il est certain que dans l'intérêt même des malades, il importe d'en rassembler le plus possible sur un point donné, afin que le personnel médical, presque toujours insuffisant par le nombre, en ces jours de calamité publique, puisse suffire aux exigences d'une épidémie aussi meurtrière.

En 1848, des bureaux de santé furent institués dans tous les quartiers de la ville de Paris. Des médecins y restèrent en permanence pour secourir plus rapidement les personnes atteintes du fléau; c'est une mesure excellente et dont on a obtenu d'excellents résultats.



FIN.

# TABLE DES MATIÈRES.



FIN DE LA TABLE.

www.ingramcontent.com/pod-product-compliance
Ingram Content Group UK Ltd.
Pitfield, Milton Keynes, MK11 3LW, UK
UKHW020154200726
13856UKWH00003B/984

9 782011 946560